Dr. med. Peter Schleicher
Christian Jürgens

Gesund & lecker

Wenn Arzt und Koch gemeinsame Sache machen

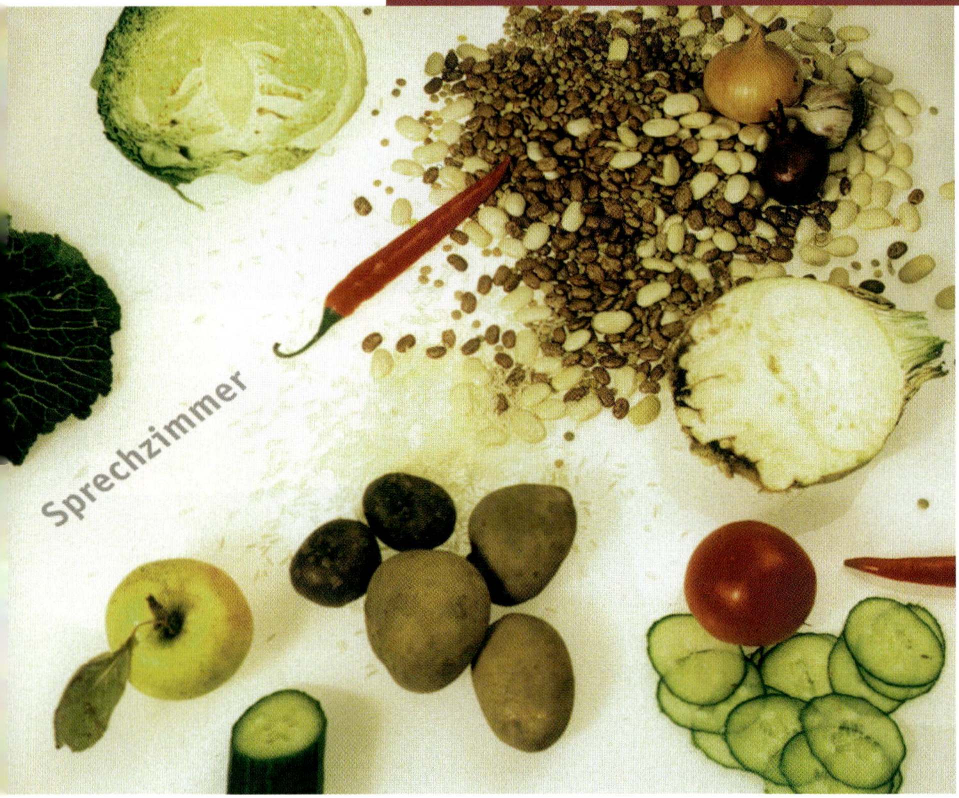
Sprechzimmer

Dr. med. Peter Schleicher
Christian Jürgens

Gesund & lecker

Wenn Arzt und Koch gemeinsame Sache machen ...

Verlag Das Neue Berlin

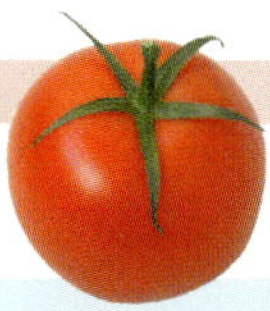

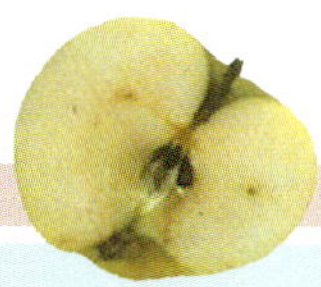

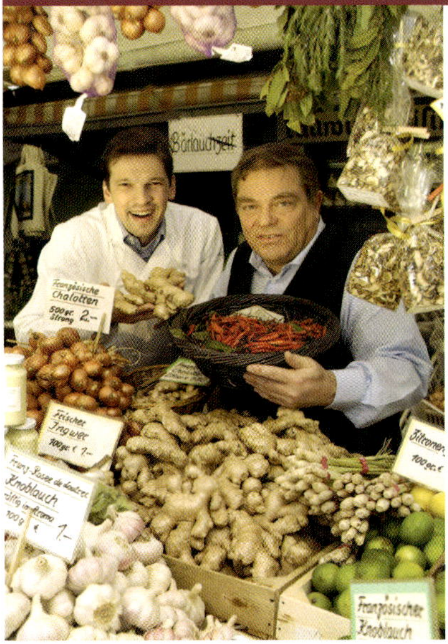

Liebe Leser,

gutes Essen kann heilen – unseren Körper und unsere Seele. Das ist eine alte Weisheit, die durch aktuelle Forschungsergebnisse neu belegt wird. Ich stelle in diesem Buch moderne Ernährungsprinzipien vor und gehe auf wesentliche Zusammenhänge zwischen Körperfunktionen und Nahrungsaufnahme ein. Machen Sie sich die Mühe, diese grundlegenden Erkenntnisse zu beachten. Sie werden besser verstehen, wie gesundes Essen wirken kann, wie und mit welchen Zutaten es zuzubereiten ist und was Sie für Ihre eigene Küche befolgen sollten. Mit unserer neuentwickelten Superdiät nach Rezepten von Starkoch Christian Jürgens können Sie nicht nur auf gesunde Weise abnehmen, sondern Ihre Leistungsfähigkeit und Ihr Wohlbefinden steigern. Und es schmeckt hervorragend, das versichert Ihnen

Ihr Dr. med. Peter Schleicher

Ernährung des 21. Jahrhunderts

Eine vergleichende internationale Studie hat ergeben, daß unter den Bewohnern Kretas Gefäßerkrankungen zu 95–97 Prozent seltener auftreten als in den USA oder in den Ländern Nord- und Zentraleuropas. Aufgrund dieses sensationellen Ergebnisses ist die Untersuchung (Laufzeit seit 1953 bis auf weiteres) vertieft worden. Gleichzeitig, sozusagen als Nebeneffekt der Studie, fand man heraus, daß neben der niedrigen Arteriosklerosequote auch der Anteil der Tumorerkrankungen auf Kreta um 50 Prozent niedriger liegt. Die Studie wies nach, daß diese Resultate eindeutig mit der Nährstoffaufnahme zusammenhängen. So wurde nach internationalen Wissenschaftskriterien ein neues Grundkonzept zur gesunden Ernährung im neuen Jahrtausend vorgestellt.

Das Ergebnis der 7-Länder-Studie zur »Neuen Ernährung« zeigt folgende wichtige Säulen für ein gesundes Leben:

- hochwertige Oliven- oder Rapsöle
- Hülsenfrüchte
- Gemüse
- Fisch
- Obst
- Schafs- und Sauermilchprodukte
- Heilkräuter
- Nahrungsmittelqualität
- der richtige Zeitpunkt
- die Fastenzeit
- die Entschlackung

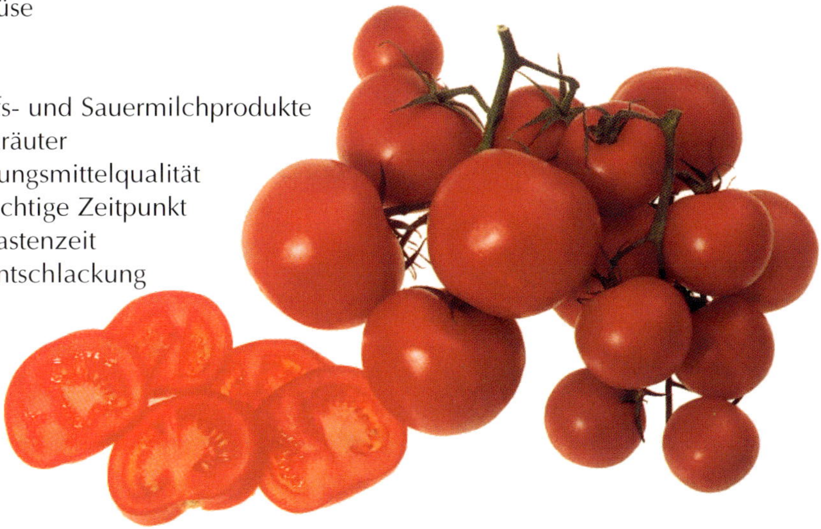

Weitere wichtige Grundsatzforschungen internationaler Universitäten belegen separat erstaunliche Wirkungen dieser einzelnen Substanzgruppen. Diese sind:

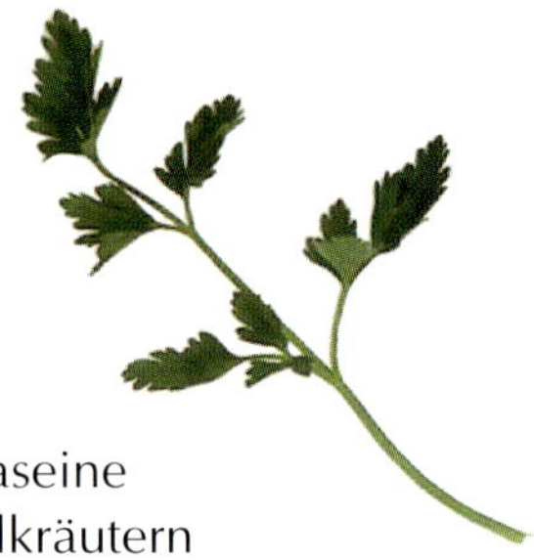

- essentielle Fettsäuren
- Folsäure
- Carnitin
- Omega 3- und 6-Fettsäuren
- Radikalfänger
- Lycopen
- aliphatische Alkohole, Tannin, Betacaseine
- immunologische Substanzen aus Heilkräutern

Einzelne internationale Studien belegen außerdem die Effizienz dieser Wirksubstanzen bei typischen Krankheitsbildern.
Es ergibt sich folgende Zuordnung:

Hochwertige Oliven- oder Rapsöle	–> **essentielle Fettsäuren** • Minderung von Arteriosklerose (7-Länderstudie) • Verminderung von Karzinomrisiken (italienische Studie)
Hülsenfrüchte, Portulak	–> **Folsäure** • Arterioskleroseminderung, Senkung des Risikos für kolorektale Karzinome um 75 Prozent (amerikanische Studien)
Gemüse, z. B. Tomaten	–> **Lycopen** • Senkung des Prostatakarzinomrisikos um 50 Prozent (italienische Studie)
Fisch	–> **Omega 3- und 6-Fettsäuren** • Senkung des Arterioskleroserisikos und signifikante Senkung von Entzündungsmediatoren (internationale Studien)
Obst, Wein	–> **Radikalfänger** • Senkung des Arteriosklerose- und Entzündungsrisikos, Minderung des Tumorrisikos (internationale Studien)
Fleisch	–> **Carnitin** • Transportenzym für essentielle Fettsäuren in die Mitochondrien
Heilkräuter	• immunologisch aktive Substanzen (multiple internationale Studien)

Das Gesamtkonzept der 7-Länder-Studie zur neuen Ernährung weist also die Zufuhr von hochwertigen essentiellen Fettsäuren, Carnitin, Folsäure, Lycopen aus der Tomate und den Wirkstoffen aus Weintrauben neben Heilkräutern und Radikalfängern aus Obst und Gemüse als wichtig nach. Entscheidend ist dabei die niedrige Zufuhr von Fleisch, das jedoch alle 14 Tage ein- bis zweimal als Carnitinproduzent notwendig ist. Bevorzugt werden Geflügel, Wild, Ziege oder Lamm. Carnitin selbst ist das Transportenzym, das die essentiellen Fettsäuren aus dem Oliven- oder Rapsöl als Energieträger in die Energiezentrale der Zelle (Mitochondrien) befördert. Dort entsteht schlackfreie Energie.

In Hülsenfrüchten und Gemüse ist – neben wichtigen Vitaminen, Spurenelementen und Radikalfängern – Folsäure in hoher Konzentration enthalten. Sie vermindert das Risiko für Darmkarzinome um 75 Prozent und führt durch immunologische Wirkmechanismen zur Senkung des Karzinom- sowie des Arterioskleroserisikos. Lycopen aus Tomaten vermindert das Karzinomrisiko der Prostata um 50 Prozent, während Omega-3-Fettsäure und Rotwein wiederum das Herzinfarktrisiko um ca. 51 Prozent senken und außerdem antientzündlich wirken.

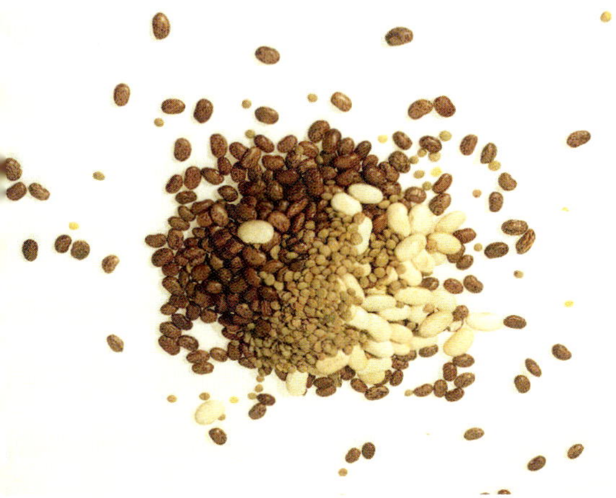

Es konnte festgestellt werden, daß das in Ziegen- und Schafsmilchprodukten enthaltende Betacasein signifikant Brustkrebs verhindert.

Neben diesen Fakten zur Ernährung erarbeitete die Studie auch allgemeine neue Richtlinien, aus denen sich wichtige Grundregeln ergeben:

15 Gebote gesunder Ernährung

Das Essen sollte mit Liebe und in fröhlicher, ausgeglichener Stimmung zubereitet werden. Nutzen Sie den Wert von Kräutern und Gewürzen.

Es sollte immer nur frische, hochwertige Ware, am besten lokoregional und saisonal verarbeitet werden – keine Dosen, kein Mikrowellen-Essen. Die Nahrung soll nicht zu heiß und nicht zu kalt sein. Am bekömmlichsten ist warmes Essen.

Lernen Sie, in kleinen Portionen zu kochen. Bereiten Sie zum Beispiel für das Mittagessen nur soviel zu, wie auch gegessen wird. Wärmen Sie altes Essen am Abend oder am nächsten Tag nicht wieder auf. Sie werden verblüfft feststellen, daß man dazu neigt, viel zuviel zu kochen. Trainieren Sie sich ein natürliches Gefühl für die ausreichende Menge an.

Der richtige Zeitpunkt der Nahrungsaufnahme liegt beim Frühstück nach 9.00 Uhr, beim Abendessen vor 19.00 Uhr. Die Hauptmahlzeit sollte das Mittagessen sein. Essen Sie Süßspeisen zuerst, denn Süßes ist am schwersten verdaulich. Nach 19.00 Uhr sollte auf keinen Fall mehr Schwerverdauliches wie Rohkost oder Käse gegessen werden.

Das Abendessen sollte leicht verdaulich sein, beispielsweise Gemüsesuppe oder Milchreis. Meiden Sie zum Abendessen Fleisch, Wurst, Joghurt, Buttermilch, Käse, Hüttenkäse, Quark, Salat, Obst, Wurzelgemüse – außer Karotten und Roter Bete – fette und in Öl gebratene Speisen. Essen Sie nicht unmittelbar vor dem Schlafengehen.

Wenn Sie abends schwer gegessen haben, verzichten Sie am nächsten Morgen auf das Frühstück. Achten Sie an diesem Tag auf leichte Kost.

Essen Sie mit Ruhe, in einer stillen, schönen und sauberen Umgebung. Richten Sie Ihre Aufmerksamkeit auf das Essen. Kauen Sie gut und beschäftigen Sie sich während der Mahlzeiten nicht mit anderen Dingen (Fernsehen, Zeitunglesen etc.). Die Tischgespräche sollten erfreulich sein.

Essen Sie weder zu schnell noch zu langsam. Ihr Magen sollte nach dem Essen zu etwa drei Vierteln gefüllt sein (zwei Viertel mit fester Nahrung, ein Viertel mit Flüssigkeit).

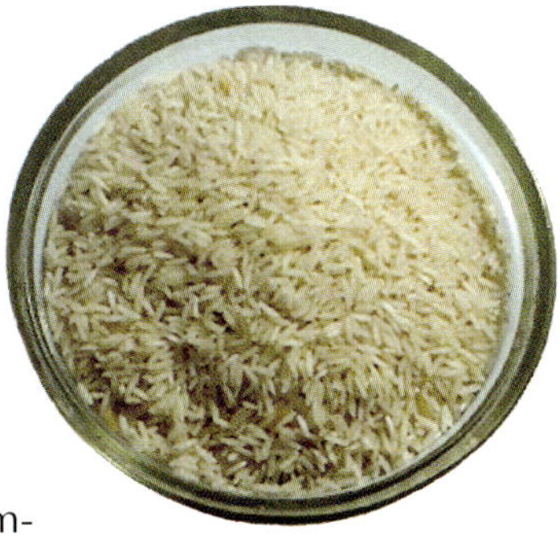

Vermeiden Sie zu essen, bevor die letzte Mahlzeit völlig verdaut ist. Je nach individueller Verdauungskraft sollten drei bis sechs Stunden zwischen den Mahlzeiten liegen. Die Nahrung muß gut gekaut werden. Zwischendurch können Sie frische Obst- oder Gemüsesäfte trinken.

Die Getränke sollten nie eiskalt zu sich genommen werden, da sie den oberen Verdauungstrakt in seiner Kraft schwächen. Als Aperitif empfiehlt sich anstelle von kalten alkoholischen Getränken ein selbst angesetzter Gemüsetee mit möglichst verdauungsanregenden Bitterstoffen. Während des Essens sind warme Getränke, keineswegs jedoch Sorbets oder Speiseeis ratsam. Zum Mittagessen trinken Sie am besten Lassi (Joghurt mit Wasser im Verhältnis eins zu zwei gemischt; je nach Geschmack können Sie Kreuzkümmel, Ingwer und Salz, Kardamom und braunen Zucker oder passierte Früchte zugeben). Der Joghurt sollte täglich frisch angesetzt werden. Dieses Getränk regt die Verdauung an.

Mischen Sie nie Milch mit Früchten, Obstsäften, Joghurt, Salz, Knoblauch, Rettich, Alkohol oder Fisch. Im Maharishi Ayurveda gilt Milch als Nahrungsmittel – nicht als Getränk – und sollte nicht mit den Hauptmahlzeiten getrunken werden.

Achten Sie auf basische Nahrungszufuhr oder gleichen Sie den Basenhaushalt durch Basenbrühe aus (Rezept S. 68).

Erhitzen Sie Honig nie über 40° C. Ein altes ayurvedisches Sprichwort sagt: Wenn man Honig erhitzt, wird aus Nektar Gift.

Ruhen Sie sich nach dem Essen für fünf bis 15 Minuten in einem bequemen Sessel aus. Nach dem Essen sollten Sie nicht schlafen.

Eine Fastenzeit von wenigstens 30 Tagen zweimal pro Jahr oder ein Fastentag nach übermäßigem Essensgenuß, an dem nur Gemüsebrühen getrunken werden, sind wichtig. Fastenzeit und Fastentag dienen der Entschlackung und sind wichtige Eckpfeiler zur Erhaltung der Gesundheit.

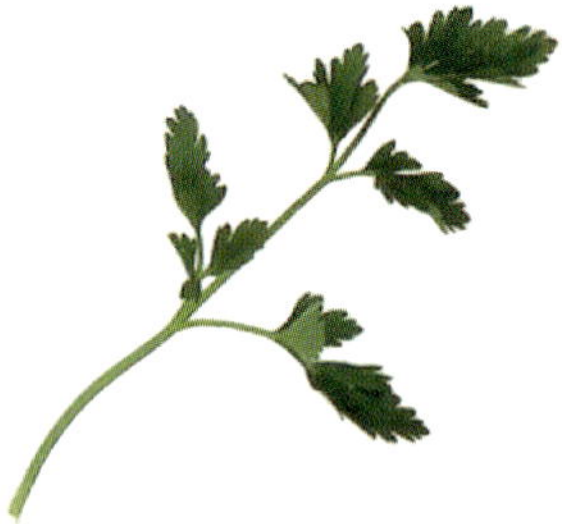

So funktioniert die Superdiät

In diesem Buch wird eine neue Superdiät vorgestellt, die den modernsten Kriterien gesunder Ernährung entspricht. Das dem Rezeptteil zugrundeliegende Konzept baut auf einer Ernährungsform auf, die den Körper basisch hält, also Säuren entfernt. Dabei werden die Ausscheidungswege Nieren und Darm angeregt, die Verdauungsorgane Magen, Leber und Bauchspeicheldrüse aktiviert sowie die Entgiftung und Entschlackung aus dem Zwischengewebe eingeleitet. Parallel dazu wird den Zellen eine hocheffiziente, schlackfreie Energie zugeführt.

Multivitamine und Spurenelemente

Die Basis der Rezepte sind die Kartoffel und Gemüse. Die Kartoffel hat eine geringe Kalorienzahl. Sie liefert viel biologisches wertvolles Eiweiß, zahlreiche Mineralstoffe und Vitamine. Darüber hinaus ist sie leicht verdaulich. Die in ihr enthaltenen Kohlenhydrate sorgen für ein schnelles Sättigungsgefühl, das lange anhält. Da sie ausgesprochen stark basisch wirkt, leitet sie eine grundlegende und dauernde Entschlackung über die Wasserausscheidung ein. So werden Herz und Kreislauf entlastet. Bei den in der Kartoffel enthaltenen wertvollen biologischen Inhaltsstoffen handelt es sich um hochwertiges Eiweiß und Vitamin C, wichtige Vitamine der B-Gruppe, Vitamin B1 (Thiamin), B2 (Riboflavin) und B6 (Pyridoxin) sowie Niacin, Pantothensäure und Vitamin K. Die Kartoffel enthält außerdem zahlreiche Mineralstoffe und Spurenelemente, was auch ihre hochwertige medizinische Wirkung, zum Beispiel gegen Lungenerkrankungen und Bronchitis, erklärt.

Vitamin C

Der hohe Anteil an Vitamin C in der Kartoffel (110 mg pro 500 g) deckt mehrfach den Tagesbedarf. Er ist lebensnotwendig für unseren Stoffwechsel. Die Fähigkeit des Körpers, sich beispielsweise vor Erkältung zu schützen, beruht überwiegend auf

der Zerstörung von Bakterien mittels Phagozytose (Freßzellen). Um diese Aufgabe erfüllen zu können, müssen diese Zellen die dafür erforderliche Konzentration an Vitamin C und Magnesium in ihrem Innern aufrechterhalten können.
Darüber hinaus gilt Vitamin C als einer der prominentesten Radikalfänger. Die berüchtigten freien Radikalen sind Moleküle, die durch Umweltgifte entstehen. Aufgrund ihrer großen Reaktionsfreude schädigen sie andere Moleküle, was in letzter Konsequenz zu Zellveränderungen und der Entstehung von Tumoren führen kann.

Niacin

Dieser zur Gruppe der B-Vitamine zählende Stoff ist ebenfalls reichlich in der Kartoffel vorhanden. Gerade beim Abnehmen ist Niacin wichtig, denn es ist verantwortlich für die Regelung unseres Fett- und Eiweißstoffwechsels.

Mineralstoffe

Die Kartoffel enthält eine ganze Reihe wichtiger Mineralstoffe. Dazu gehören Kalium, Magnesium, Mangan, Eisen sowie Phosphate, Natrium und Kalzium. Ebenso wie Niacin sind sie alle von großem Nutzen bei der Gewichtsregulation. Kalium transportiert die Nährstoffe zu den Zellen und wirkt entwässernd, während Phosphate und Kalzium Knochensubstanz und Muskulatur stärken.

Die Kartoffel als Basenbildner

Die in der Kartoffel enthaltenen Mineralstoffe regulieren das Säure-Basen-Verhältnis unseres Körpers. Die meisten Menschen sind durch hohen Genuß von Fleisch, Fisch, Eiern und Getreideprodukten stark übersäuert. Bei Störungen des Säuren-Basen-Haushaltes reagiert unser Körper empfindlich. Es entsteht unter anderem Unwohlsein, oder es treten Magen-Darm-Probleme auf. Im sauren Milieu wachsen vermehrt Bakterien und Pilze, so auch der berüchtigte Hefepilz Candida albicans. Meist kommt es bei angesäuerter Grundsubstanz zur Entwicklung chronischer Krankheiten wie Gicht oder Rheuma. Da die Kartoffel nachhaltig Basen bildet, kann sie hervorragend mit anderen basischen Lebensmitteln kombiniert werden oder säuernde Lebensmittel neutralisieren. Neben den ausleitenden Prinzipien trägt diese neue Ernährungsform immer das Merkmal der basisch orientierten Ernährung und der Neutralisation säurebildender Nahrungsmittel.

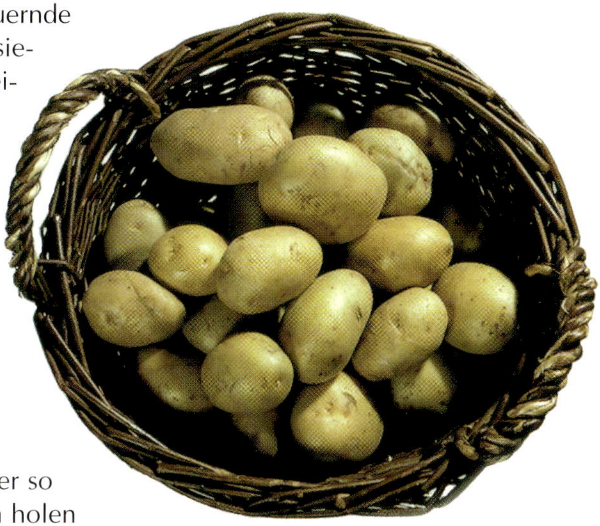

Die hochwertigsten und für unseren Körper so wichtigen Substanzen holen wir aus Obst und Gemüse in Kombination mit der Kartoffel. Dabei werden Gemüse besonders bevorzugt eingesetzt, um Kalorien abzubauen. Man benötigt beispielsweise zum Abbau von Kohl mehr Energie als er liefert; auf diese Weise sind die erreichte Gewichtsabnahme und der Abbau von Fett gesund und sinnvoll.
Ein zentrales Element dieser Superdiät ist Carnitin, das Superenzym zur Gewinnung von schlackfreier Energie und zum Abbau von Fett. Insgesamt bewirken drei Gramm täglich dieses Wunder und verjüngen den Stoffwechsel um 15 Jahre.

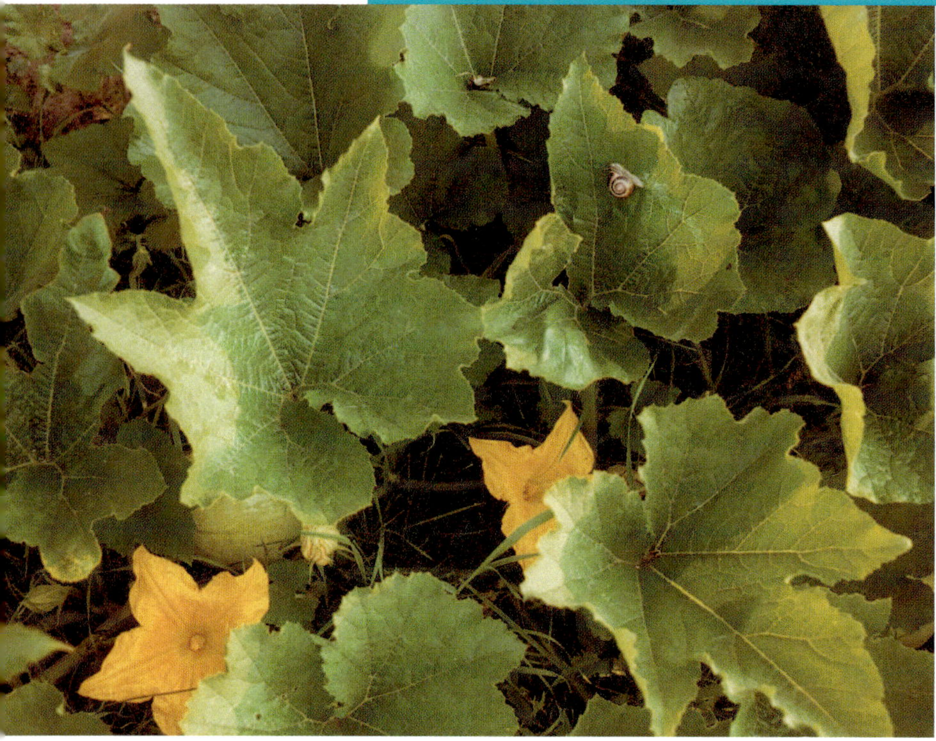

ESSEN VERÄNDERT ZWAR NICHT
DIE WELT,
ABER ESSEN VERÄNDERT
MENSCHEN UND
MENSCHEN VERÄNDERN DIE WELT.

Immunologische Erkenntnisse

Zeitgleich mit den pragmatischen medizinischen Erfahrungen ist die immunologische Forschung mit rasanter Geschwindigkeit in tiefere wissenschaftliche Ebenen und Zusammenhänge vorgedrungen. Neue Erkenntnisse über die Entstehung und Auslösung von Arteriosklerose aus immunologischer Sicht wurden in den führenden Forschungszentren der Welt gewonnen. Ähnlich deutlich wurde die enge Verbindung von Krebsbildung und körpereigener Abwehr nachgewiesen.
Dabei entdeckte man wie durch Zufall die hohe Wirksamkeit verschiedener, für den Menschen lebensnotwendiger essentieller Fettsäuren als »Immmunharmonisatoren«. Diese können die immunologische Auslösung von Arteriosklerose ebenso wie die Entstehung von Krebs beeinflussen. Setzt man diese besonderen Fettsäuren durch entsprechende Ernährung richtig ein, dienen sie neben der Abwehr auch der Vorbeugung solcher Erkrankungen.
Diese aufregende Erkenntnis langjähriger Forschung mit Hilfe neuer Technologien eröffnet für das kommende Jahrtausend ungeahnte therapeutische Möglichkeiten: Eine neue Ernährungsweise stärkt – hochsignifikant – das körpereigene Abwehrsystem, verhindert die Krankheitsfolgen moderner Zivilisation und verlängert das Lebensalter – vielleicht in biblische Dimensionen: auf 80 bis 120 Jahre.

Die Schutztruppen unseres Körpers

Unser Körper wehrt sich wie jedes lebendige Wesen gegen Angriffe, die seine Funktion gefährden, und paßt sich mit diesem Vorbehalt gleichzeitig dynamisch seiner Umwelt an. Haben wir dieses Prinzip begriffen, sind uns auch die Aufgaben und Ziele des organischen Immunsystems klar. Es wehrt »Krankheiten« jeglicher Art – also Beeinträchtigungen seiner Selbsterhaltung – ab. Bei intakter Funktionsweise gelingt das immer.

Entwicklungsgeschichtlich hat sich der Mensch in einer – teils selbstgeschaffenen – Umwelt zu behaupten, gegen die er sich abgrenzen und schützen muß. Darum hat sein Organismus eine ganze Reihe von Möglichkeiten entfaltet, Schadstoffe auf immunologischem Wege zu eliminieren und zu bekämpfen. Dazu setzt das Abwehrsystem zwei Schutzmechanismen ein:

- gegen äußere Gefährdung und
- gegen Gefahren innerhalb des Systems.

Das größte Schutzsystem gegen äußere Gefährdung bildet die Haut. Bei jedem Kontakt, jeder Attacke und jeder Verletzung der Hautschicht wird eine Abwehrreaktion eingeleitet.
Im Inneren des Körpers setzen sich diese Abwehrbarrieren fort. Sie beginnen im Mundbereich, folgen dem Magen-Darm-Trakt und enden im Dickdarm. Das wichtigste immunologische Organ dieser Auskleidung ist die Schleimhaut, die den ganzen Verdauungsbereich durchlässig mit Filterporen und Aktivsaugnäpfen abschottet. Um das System noch sicherer zu organisieren, sind zusätzliche Kampfpunkte eingebaut: Die Mandeln, die eigene Schutztruppen ausbilden, und die Reservestationen im Hals-Nasen-Rachen-Raum, in denen Abwehrzellen auf ihren Einsatz warten. Außerdem liegen noch am Ende des Verdauungstrakts, im Enddarm, eingebettet in dessen Schleimhaut, radarförmige Zentren, die jeden Gegner abtasten. In der Lunge, der Blase und den Geschlechtsorganen sind die gleichen Abwehrmechanismen angelegt.
Was »Anpassung« bedeutet, macht das Lungensystem deutlich: Da es immer größeren Belastungen durch Schadstoffe ausgesetzt ist, hat es seinen eigenen Trick zur Immunisierung entwickelt: Alle Immunzellen sind hintereinander angeordnet, so daß die Warnsignale sofort aufleuchten und die Abwehrmaßnahmen unmittelbar einsetzen können. Damit die aggressiven Kampfzellen nicht die Lunge selbst attackieren, werden sie an den Schadstoff gebunden und entfalten erst dann ihre zerstörende Kraft!

Im Blasen- und Geschlechtsbereich unseres Körpers ist die gesamte auskleidende Schleimhaut mit hochwirksamen Abwehrzellen durchsetzt, vor denen es kaum ein Entrinnen gibt. Sie treten in Aktion, sobald Bakterien und schädigende Substanzen auftauchen, und setzen sie außer Kraft.
Zur essentiellen Arbeit unseres Immunsystems zählt auch die Reparatur von veränderten Zellen in der gesamten Organstruktur. Krebsverursachende Fremdsubstanzen erzeugen sogenannte Erbspiralbrüche: Das sind Brüche in der Grundstruktur der DNS/DNA-Spirale, die bei der Zellvermehrung eine genetische Veränderung zur Ausbildung von Karzinomen bewirken. Das Immunsystem kann diese schadhaften Erbveränderungen korrigieren und verhindert damit die Entstehung von Krebs. Gelingt diese Reparatur falsch eingebauter Eiweißfolgen in der Erbspirale nicht, so werden die veränderten Zellen vielleicht noch durch »Killerzellen« zerstört – oder aber das Karzinom bricht aus.
Im Kampf gegen all diese äußeren und inneren Schädigungen arbeitet unser Immunsystem mit abgestuften Abwehrmechanismen, die aber nur dann optimal funktionieren können, wenn sie im richtigen Verhältnis vorhanden, gepflegt und eingestellt sind.

Sie haben recht: Das klingt ziemlich »kryptisch« und für den Laien schwer verständlich. Sagen wir es also unmißverständlich: Bei einschlägigen Problemen brauchen Sie persönlichen Rat und die sachkundige Hilfe eines auch immunologisch versierten Arztes, der untersuchen und feststellen kann, ob in Ihrem individuellen Organismus das Immunsystem von

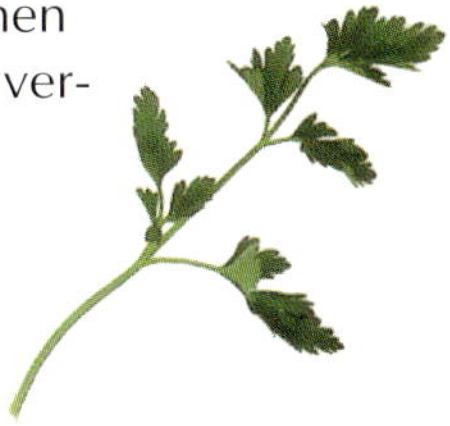

- Abwehrzellen
- Abwehrantikörpern und
- sogenannten Freßzellen

im Einklang steht. Solange es funktioniert und dem Gesetz der Harmonie gehorcht, bleiben Ihnen Gesundheit und ein langes Leben erhalten.

Moderne Gefahren für die Gesundheit

Betrachtet und vergleicht man die statistischen Befunde der letzten Jahrzehnte, so zeigt sich eine fatale Entwicklung: Das Bundesamt für Statistik hatte schon 1989 eine Zunahme der *Allergien* um 30 Prozent bis zum Jahr 1995 vorausgesagt. Die Befürchtungen sind in kürzerem Zeitraum übertroffen worden.

Rheuma wurde in den 90er Jahren als die teuerste Krankheit der Welt bezeichnet. Der globalen Wirtschaft entsteht durch Rheuma ein Verlust von zehn Millionen Arbeitstagen pro Jahr.

Die *Infektanfälligkeit* nimmt ständig zu und erstreckt sich immer mehr auf jüngere Patienten, Jugendliche und Kinder. Die Kosten für die Behandlung und durch Arbeitsausfall belaufen sich auf 26 Milliarden Mark im Jahr.

Krebsleiden weiten sich trotz aller intensiven Bemühungen und Forschungsprojekte immer mehr aus. 1994 ist eine Zunahme der Sterblichkeitsrate um 30 Prozent allein durch Brustkrebs festgestellt worden.

Mit der Ausbreitung von *Viruserkrankungen*, insbesondere von AIDS (Aquired Immune Deficiency Syndrome), ist eine neue Seuche aufgetaucht, die erst langsam, dann aber sprunghaft um sich gegriffen hat. Neben dieser immunologischen Erkrankung haben auch andere Viren plötzlich schreckliche Bedeutung gewonnen. Epstein-Barr-Virus, Zytomegalie-Syndrom und Herpes Virus 6 stören das Immunsystem auf höchst empfindliche Weise. Ihre Folgen sind chronische Erschöpfungszustände, gepaart mit Infektanfälligkeit, depressivem Syndrom und innerer Unruhe, also auch psychischen Komponenten. Zur Zeit sind nach groben Schätzungen sieben bis zehn Millionen Menschen an diesem chronischen Erschöpfungszustand erkrankt, die meisten sind weniger als 40 Jahr alt und weitgehend arbeitsunfähig.

Um diese fatalen Entwicklungen zu stoppen und umzukehren, sind neue medizinische Erkenntnisse und neue Therapieformen aus der Immunologie notwendig. Wie so oft in der Geschichte menschlicher Wissenschaft fand zur rechten Zeit ein bedeutender Forscher eine Möglichkeit, das Abwehrsystem unseres Körpers meßbar zu machen: Der früh verstorbene Molekularbiologe George Köhler, der am Max-Planck-Institut für Immunbiologie in Freiburg arbeitete, entwickelte 1974/75 zusammen mit Cesar Milstein den »monoklonalen Antikörper«, für den beide zehn Jahre später den Nobelpreis erhielten.

Mit der Produktion und Nutzung der monoklonalen Antikörper wurde eine neue Ära medizinischer Möglichkeiten eingeleitet. Infektanfälligkeit läßt sich derzeit bereits mit einer Erfolgsquote von 85 Prozent immunologisch behandeln. Bei bestimmten Tumorformen wie Darmkrebs, Brustkrebs, Hirntumor, Nierentumor, Prostatakrebs oder Krebs des Lymphsystems werden durch neue spezifische immunologische Therapieverfahren Heilerfolge von 40 bis teilweise 90 Prozent möglich. Allergien können zu 70 bis 90 Prozent ausgeheilt werden. Insbesondere zur Entwicklung von Arteriosklerose sind durch intensive Forschungsprojekte weitere Zusammenhänge aufgedeckt worden. Dabei zeigt sich deutlich, daß das subjektive Urgefühl von Gesundheit immer mit der Harmonie der Immunantwort zusammenfällt. Solange das Immunsystem in harmonischer Verteilung jeden Angriff abwehren kann, verschleißt es sich nicht und gewährt ein langes Leben auf hohem Gesundheitsniveau. Wird dieses System jedoch durch viele Faktoren negativ beeinflußt, verliert es seine Mitte und die harmonische Schwingung. So entstehen krankmachende Endprodukte, sogenannte Immunkomplexe. Sie können sich an der Innenseite der Gefäßwand festlegen und lösen damit eine Entzündung an der Gefäßauskleidung aus. Dieses kleine Schweißloch, durch einen Torpedo des Immunkomplexes hineingebrannt, wird dann zur Schwachstelle und zum Ansatz für die Ablagerung von Cholesterinen und Salzen, mit der die Verkalkung ihren Fortgang nimmt. Ist das System der körpereigenen Abwehr überlastet und fortgeschritten geschädigt, können auch die Freßzellen des Systems, die normalerweise Cholesterin abbauen, diese Aufgabe nicht mehr erfüllen. Krankmachende Fette häufen sich an, und der Verlauf der Arteriosklerose wird beschleunigt.

Aus jüngsten Statistiken wissen wir, daß bei mehr als der Hälfte der Bevölkerung allergische Grunderkrankungen vorliegen. Das bedeutet: Die Immunantwort funktioniert zu über 50 Prozent nicht richtig. Daraus erklären sich auch die rückläufige Lebenserwartung in unseren Breiten und die Zunahme chronischer Erkrankungen gerade in den jüngeren Bevölkerungsgruppen. Der Mensch ist so gesund und so jung wie seine Gefäße. Immunologische Disharmonie und insbesondere falsche Ernährungsweise machen deutlich, weshalb sich die gesundheitliche Verfassung in den letzten Jahrzehnten drastisch verschlechtert hat.

Es gibt weitere Faktoren, die die körpereigene Abwehr schädigen und zivilisationsbedingte Ursachen offensichtlich machen:

- Distreß
- Identitätsverlust
- Integrationskonflikte
- Verlusterlebnisse
- Psychosoziale Konflikte
- Bewegungsmangel
- Hochleistungssport
- Pharmaka
- Strahlenbelastung
- Mangelerkrankung
- Toxine/Umweltgifte
- Schwermetalle

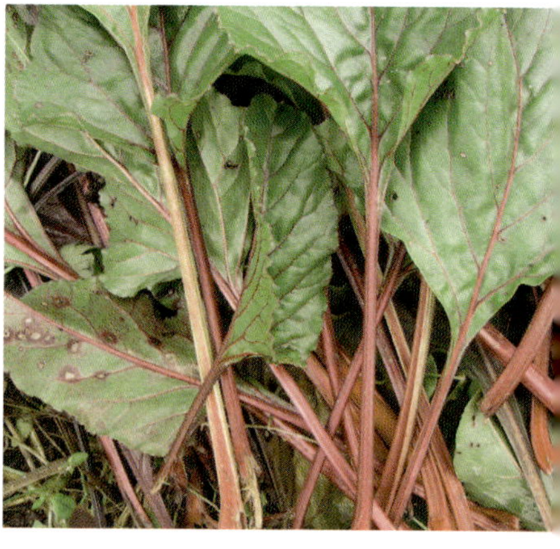

Abwehrschwächen des Immunsystems

Das in sich so stabile und gut funktionierende Abwehrsystem kann krankhaften Veränderungen unterliegen. Wir wollen jene Immunschwächen betrachten, die im Laufe eines Lebens durch Fehlverhalten »erworben« werden, denn: Wenn über einen längeren Zeitraum die veranlagten emotionalen (Emotion), hormonellen (Endokrinium) und immunologischen (Immunologie) Werte kontinuierlich gestört werden, ist Krankheit die Folge. Immunologie, Endokrineum und Emotion sind durch Regelkreise miteinander verbunden und beeinflussen sich untereinander. Gehorchen sie dem Gesetz der Harmonie, erhalten sie die Gesundheit.

Unser zelluläres Abwehrsystem wird von Hormonen reguliert, zum Beispiel Cortison, Adrenalin oder Sexualhormonen, die von den Nebennieren und Geschlechtsdrüsen produziert werden. Diese Drüsen wiederum sind durch übergeordnete Regelorgane wie die Zirbeldrüse gesteuert. Darüber liegt noch die emotionale Instanz, das limbische System. Diese drei Systeme beeinflussen sich gegenseitig und schaffen bei normaler Funktion eine harmonische Immunantwort: Gesundheit. Durch andauerndes Fehlverhalten kann jeder einzelne dieser ursächlichen Faktoren immunschädigend wirken.

Antibiotika, zum Beispiel Tetrazykline, rauben den wichtigsten Freßzellen der organischen Abwehr die Orientierungs- und Bewegungsfähigkeit. Eine zielgerichtete, schnelle und effektive Abwehr ist nicht mehr möglich, ihr flexibler Einsatz gehemmt.

Anhaltender Streß krankmachender Sorte bewirkt über eine Veränderung der Nebennierenfunktion eine Änderung im Cortisonhaushalt und kann die zelluläre körpereigene Abwehr direkt beeinflussen. Ein Zuviel an Cortison schwächt die Immunantwort, und die Freßzellen werden beeinträchtigt. Bei Cortisonmangel kommt es zu einer überschießenden Immunantwort. Allergien, Rheuma, Multiple Sklerose oder Asthma können die Folge sein.

Falsche Ernährung und Bewegungsmangel führen zur Mesenchymverschlackung. Hierbei handelt es sich um ein Zwischengewebe des Körpers sowie den Umschlagplatz jeder immunologischen Reaktion.
Ist unser Immunsystem geschwächt, krankhaft verändert und haben sich bereits Krankheiten entwickelt, dann gelingt ein effektiv heilsamer Therapieansatz nur durch die Wiederherstellung eines gesunden Immunsystems. Dabei nutzt man dessen Fähigkeit, auf Reize von außen mit einer Immunantwort zu reagieren. Setzt man diese Reize durch die in großer Vielzahl neu entwickelten immunologischen Substanzen über die Mundschleimhaut, die Vene, die Haut oder die Muskulatur ein, so aktiviert sich das System: Neue Abwehrzellen werden gebildet. Gelingt der Immunreiz, kehren nach der Behandlung nicht selten wieder normale Immunverhältnisse ein. Die Krankheit ist überwunden, das Wohlgefühl wiederhergestellt.

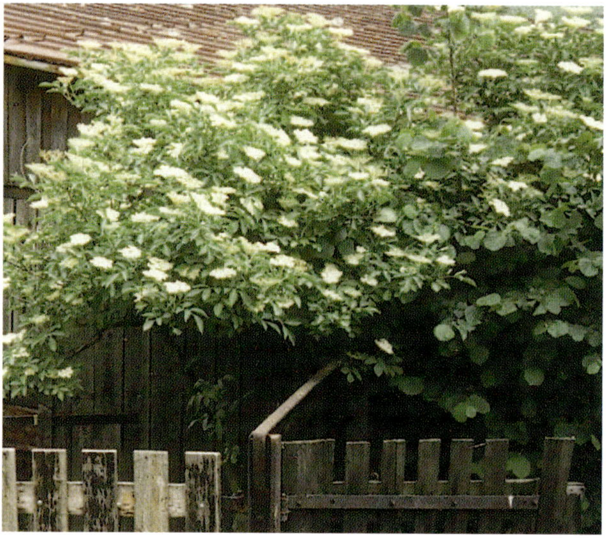

Mit dieser Unterstützung kann das Immunsystem die Ursachen der Störung ausräumen. Anschließend müssen allerdings ganzheitsmedizinische Therapiekonzepte die Ursachen des »erworbenen« Defekts ausschalten, um eine dauerhafte Heilung zu gewährleisten.

Das Gesetz der Harmonie

Auch für unser Immunsystem gilt das Gesetz der Harmonie. Alle Abwehrzellen haben ihre bestimmte Funktion. Sie sind in genauer Anzahl und in einem ausgewogenen Verhältnis zueinander vorhanden und stehen miteinander in kommunikativer Verbindung. Dieses harmonische Verhältnis verändert sich nur dann, wenn ihnen ihre vorbestimmte Aufgabe zuteil wird, Krankheiten abzuwehren. Sobald dieser Störfall allerdings behoben ist, schwingt das System wieder in seinen ursprünglichen, harmonischen Zustand zurück.

Aus der Betrachtung dieser immunologischen Schwingungsvorgänge kann man den Schluß ziehen, daß unser Immunsystem harmonisch in kosmische Gesetzmäßigkeiten eingebettet ist: In einen Biorhythmus. Wird die Harmonie durch Einflüsse von außen anhaltend gestört, so »äußert« sich das als Krankheit. Die Folge einer andauernden Disharmonie des Immunsystems kann Siechtum oder Tod bedeuten.

Grundlegende und durchgreifende immunologische Therapien zur Erhaltung oder Wiederherstellung der organischen Gesundheit sind somit nur möglich, wenn ganzheitsmedizinische Konzepte angewendet werden.

Die Ursache für Immunblockaden und Abwehrschwächen können unentdeckte Infektionsherde im Körper sein. Ein entscheidender Faktor für gravierende Immunstörungen und -blockaden liegt aber auch in der drastischen Zunahme von Umweltverschmutzung, Bewegungsarmut und falscher Ernährung. Was so feinsinnig als *Umweltbelastung* bezeichnet wird, bedeutet schlicht: Immer mehr Gifte und Schadstoffe werden in Nahrung, Luft und Wasser abgelagert und geraten in den biologischen Kreislauf des menschlichen Körpers. Dort werden sie gespeichert und in teilweise gefährlichen Konzentrationen angereichert. Sie sammeln sich im Mesenchym an, dem Unterhautgewebe, das alle Organe des Körpers durchzieht und ihm als wichtiges Regulationssystem dient. Durch die Einlagerung solcher Gifte wird diese Funktion des Mesenchyms blockiert. Die Gefäße verschlacken, Arteriosklerose tritt ein.

Unser Immunsystem kann aber ebenso durch *psychische Einflüsse* wie ungesunden Streß, psychosoziale Belastungen und Konflikte, Identitätsverlust, Integrationskonflikte, Verlusterlebnisse und Aggressionshemmungen gestört werden.
Bei diesen Faktoren dürfen wir die Auswirkungen der Arbeitssituation und der Wohnkultur nicht übersehen, die man oft als belastend bezeichnen muß. Die Gestaltung des Arbeitsplatzes, die Nähe oder Distanz zu Kolleginnen und Kollegen, Vorgesetzten oder Untergebenen spielen für das subjektive Wohlgefühl von Harmonie – und die persönliche Leistungsfähigkeit! – eine kaum zu unterschätzende Rolle. Der eigene Wohnraum, wie immer man ihn einrichtet, kann auf familiäre Beziehungen bedrückend wirken und »disharmonische« Folgen auslösen. Daß eine zu dichte Wohnbesiedelung ernsthafte soziale wie psychosomatische Probleme auslösen kann, ist lange erwiesen. Sie führt auch zu Immunschädigung und Krankheit.

Hinzu kommt die *falsche Ernährungsweise*. Überhöhter Konsum von Fleisch und abträglichen Fetten, zuviel Weißmehl und Industriezucker können über einen längeren Zeitraum die körpereigene Abwehr so sehr beeinträchtigen, daß der Organismus zwar nicht sofort, aber mit Spätfolgen krankhaft reagiert. Mangelerkrankungen, die sich auch in Wohlstandsgesellschaften durch die Unterversorgung mit essentiellen Fettsäuren, Vitaminen und Spurenelementen häufen, schwächen das Immunsystem. Chemotherapie, Toxine und Schwermetalle belasten die körpereigene Abwehr zusätzlich.

Zählt man all diese Komponenten zusammen, so erweisen sich die *Umweltfolgen unserer Zivilisation* als Hauptfaktor für die

Blockierung und Störung des menschlichen Immunsystems. Seine von der Natur vorgegebene Harmonie ist außer Kontrolle geraten. Normalerweise müßte ein Organismus jede Infektion mit seiner eigenen Abwehrkraft beheben können. Auf diese Weise sichern alle Tiere und Pflanzen ihr Überleben. Daß vielen Menschen dies nicht einmal mehr mit Hilfe naturwissenschaftlicher Erkenntnisse und pharmazeutischer Mittel gelingt, ist ein alarmierendes Zeichen.

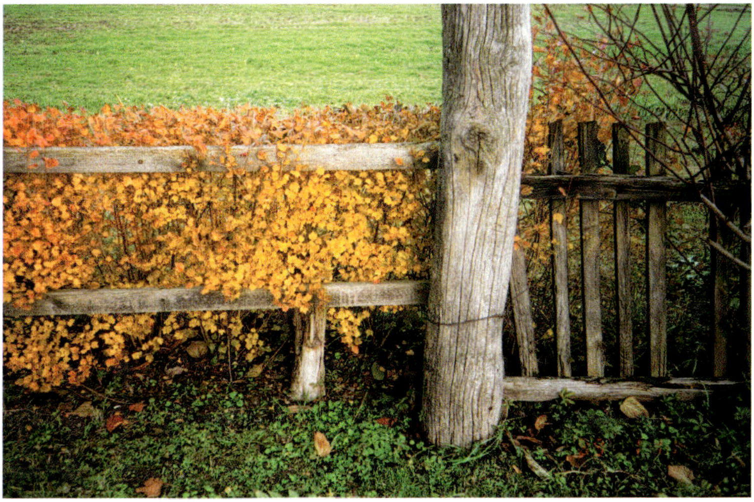

Neueste Untersuchungen zeigen, daß etwa 85 Prozent aller chronisch Kranken ein nicht mehr flexibel reagierendes Immunsystem haben. Darum sind in den letzten Jahren die therapeutischen Erfolge bei chronischen Erkrankungen so drastisch zurückgegangen. Nur bei einem intakten Immunsystem kann ein Arzt erfolgreich behandeln – und weil diese Voraussetzung immer seltener gegeben ist, nehmen die chronischen Krankheiten weiter zu.
Auch bei der Behandlung mit Antibiotika ist ein dramatischer Rückgang der Erfolgschancen festzustellen, weil die meisten

Bakterien gegen diese Pharmaka resistent geworden sind. Die medizinische Forschung stößt auf immer neue Fragen, die sich oft aus der Antwort auf die vorherige ergeben. Treiben wir einem immunologischen Chaos entgegen? Führt unsere permanente Selbstbeschädigung unentrinnbar zu chronischen Krankheitszuständen und biologischem Siechtum?

Nach den jüngsten Daten der Immunologie ist dies nicht der Fall und eine Wende bereits eingetreten. Auch chronische Krankheiten sind durch entsprechende Therapieverfahren zu 85 Prozent auszuheilen. Dabei spielt nach den neuen Forschungsergebnissen die Ernährung für die anhaltende Harmonisierung des Immunsystems die entscheidende Rolle: Eine Ernährung, die den wissenschaftlich bestätigten Richtlinien der 7-Länder-Studie entspricht. Sie sind ausschlaggebend und, wie die Vergleichsdaten zeigen, eine ziemlich zuverlässige, selbst zu gestaltende Lebensversicherung.

Doch neben den Änderungen der *Ernährungsform* müssen wir auch die negativen Einflüsse unserer *Lebensweise* auf Geist, Körper und Seele verhindern, sie peu à peu abstellen – denn das gelingt nicht leicht und schnell. Es macht wenig Sinn, statt Fast Food oder Üppigkeiten hastig reduzierte Mahlzeiten hinunterzuschlingen. Ein bißchen Vorüberlegung und Einsicht sind schon noch notwendig, um die Harmonie von Körper und Geist zu beleben.

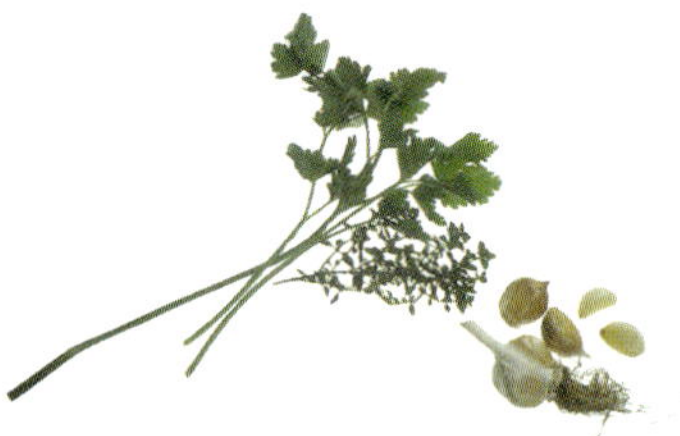

Gewürze und ihre Wirkung	
Anis	wirkt schleim- und krampflösend, wehrt Bakterien ab und hilft gegen unreine Haut und Wechseljahrbeschwerden
Anispfeffer	ist krampflösend und wirkt bei chronischen Darmbeschwerden, bildet eine schöne Haut und hilft gegen Falten
Basilikum	ist gut bei Völlegefühl und Blähungen, treibt den Harn und vertreibt Migräne
Brunnenkresse	ist immunologisch wirksam gegen Erkältungskrankheiten
	Dill hilft bei Schlafstörungen und Magenschleimhautentzündung, Krämpfen und Menstruationsbeschwerden
Estragon	regt die Verdauung an, wirkt gegen Fäulniserreger und Vergiftungen, senkt Fieber und hilft bei Asthma und Neurodermitis
Fenchel	wirkt gegen Blähungen und schleimlösend bei Husten, sorgt für guten Schlaf und hilft bei Neurodermitis
Ingwer	entspannt, besänftigt den nervösen Magen – auch bei Reisekrankheiten – und hemmt Entzündungen, stärkt ganz besonders die Immunabwehr
Kapern	wirken belebend, verdauungsfördernd und gegen Fäulniserreger
Kümmel	stärkt den Magen, reinigt das Blut besonders bei Entzündungen der Hoden oder der Brust und fördert die Milchbildung
Lorbeer	stimuliert die Immunkräfte und wirkt gegen Lymphknotenschwellungen
Nelken	sind eine Stärkungsmittel für den Magen-Darm-Trakt, wirken desinfizierend im Mund-Rachen-Bereich, lindern Zahnfleischbluten – und sie verscheuchen Mücken
Petersilie	reinigt das Blut, fördert die Durchblutung und entschlackt Harn- und Verdauungswege
Pfeffer	hilft bei schlechter Verdauung, Schmerzen, unreiner Haut
Pfefferminze	stimuliert die Magensekretion und hilft bei Verdauungsstörungen, Erbrechen, Magen-Darm-Krämpfen und Gallenleiden
Rosmarin	regt die Durchblutung an, wirkt bei niedrigem Blutdruck und Kopfschmerzen, stabilisiert die Leberfunktion sowie die Atemorgane und ist gut bei Erschöpfungszuständen
Safran	ist besonders effizient bei Arteriosklerose, Prostataleiden und Menstruationsbeschwerden und wirkt verdauungsfördernd
Salbei	wirkt gegen Schwitzen, Infektionskrankheiten, Kopfschmerzen und bei offener Mundschleimhaut
Sellerie	hilft gegen Hautunreinheiten, Asthma und Erschöpfung
Sesam	entgiftet bei chronischer Intoxikation und Allergien
Thymian	desinfiziert und löst Krämpfe, regt die Drüsensekretion an und ganz speziell die Immunreaktionen
Wacholder	treibt den Harn und desinfiziert den Verdauungsbereich, wirkt bei rheumatischen Beschwerden, fördert das Schwitzen und hilft gegen Herpes und Halsinfektionen

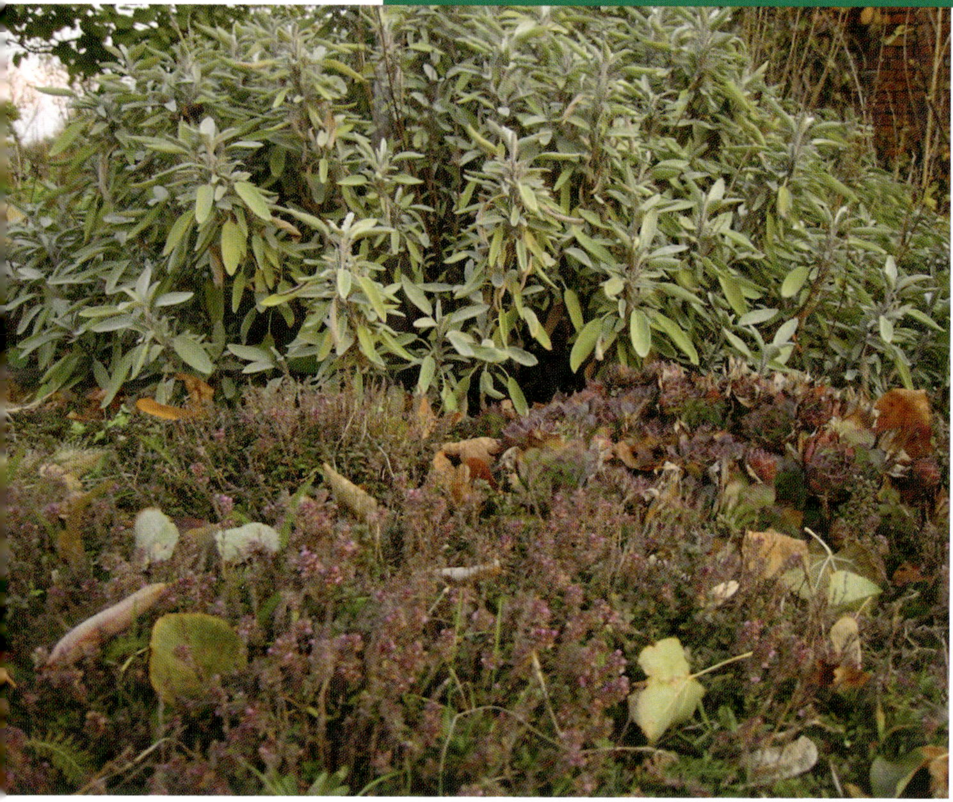

JE FETTER DIE KÜCHE,
DESTO MAGERER DAS TESTAMENT.
(SCHWEDISCHES SPRICHWORT)

Mens sana in corpore sano

Entscheidend für die harmonische Einheit von Körper und Geist, Gelassenheit und das Urgefühl von Gesundheit ist das intakte Bezugssystem aller Sphären und Ebenen unseres Organismus. Es ist auch ausschlaggebend für unsere psychische, physische sowie immunologische Kraft und Leistungsfähigkeit. Negative Einflüsse jeder Art, von Bakterien bis Neutronenstrahlen, von organischer Versehrtheit bis zu emotionalen Verletzungen, wird es immer geben. Durch Vorsicht können wir manche vermeiden, andere überhaupt nicht; und wird Vorsicht zum Verhaltensprinzip, gar zu Ängstlichkeit und Unsicherheit, führt sie leicht zu permanenten individuellen wie immunologischen Beschädigungen. Die Frage – und Aufgabe – ist also vielmehr, wie wir den wahrnehmbaren Beeinträchtigungen unseres Wohlgefühls begegnen, um Gelassenheit und Gesundheit zu bewahren. Das verlangt neben der Seelenarbeit (eine Portion Phlegma und körperliche Robustheit sind da nicht von Nachteil) auch ein Stück Kopfarbeit und das Wissen, wie mentale Irritationen, die unsere ganzheitliche Harmonie in Frage stellen, zu verstehen und zu bewältigen sind.

Distreß

Die Experten bezeichnen mit diesem Begriff »schädigenden Streß«. Denn es gibt auch einen »gesunden Streß«, der die körperliche und geistige Leistung anregt und beflügelt. Diese Form ist lebensnotwendig. Streß ist also nicht gleich Streß. Jeder von uns kennt den Unterschied zwischen einerseits angespannter Erfolgserwartung mit positivem Ausgang sowie euphorischer Nachwirkung und andererseits depressiver Reaktion bei aktuellem oder ständigem Mißlingen. Der Distreß taugt allerdings auch als absichtsvolles Herrschaftsmittel und zum Mobbing: Man macht Abhängige oder Kollegen damit fertig. Beim Tod eines geliebten Menschen, bei Scheidungen und Trennungen oder dem Verlust der Heimat (Emigration, Auswanderung) ist er schwer zu vermeiden. Da kann er, verstärkt durch Identitäts- und Integrationsprobleme, im Anpassungszwang an andere Lebensweisen und Kulturkreise auch zur Ursache von Persönlichkeitsverlusten werden. Distreß dieser Art führt zur Verschlimmerung fast aller Krankheiten.

Normalerweise werden seelische Erregungen im Gehirn in eine Erregung des selbständigen Nervensystems umgesetzt. Dort sorgt der Sympathikus (großer Körpernerv, »Kampfnerv«) dann für einen Reflex, der für jeden Körper überlebensnotwendig ist: Der Organismus reagiert auf Distreß mit erhöhter Aktivität, er kämpft gegen ihn an. Das Bewußtsein wird klar, der Blutdruck steigt, die Herzfrequenz wird erhöht, der Puls schlägt rascher, die Hände werden feucht und sind bereit zuzugreifen.

Wenn sich dieses gesteigerte Potential nicht abreagieren und in Aktion umsetzen kann, ist der Körper zwar auf alle Reaktionen vorbereitet, doch die bereitgestellte Aggressivität wird blockiert und nach innen gelenkt. Die Folgen können überhöhter Blutdruck, Kreislaufstörungen, innere Unruhe, Konzentrationsschwierigkeiten und weitere ähnliche Disfunktionen sein. Die von der Natur ursprünglich zur Auseinandersetzung mit der Umwelt angelegten Reaktionen werden zu schädlichen Faktoren und wenden sich gegen den Organismus selbst.

Als Distreß tritt heutzutage besonders der Widerspruch von ursprünglich biologischem Ziel und angelernten kulturellen Verhaltensmustern in Erscheinung. Wir können unsere Gegner weder im Kampf besiegen noch rücksichtslos unserem Überlebenswillen (= Ehrgeiz) folgen. Erfolgserlebnisse sind immer schwieriger zu erreichen, die Chancen zu ihrer Nutzung (= Reaktionszeiten) werden immer kürzer. Wir leiden oder empören uns, wir sind wütend oder tatenfroh. Doch wir können diese natürlichen Reaktionen selten unmittelbar umsetzen. Viele Vorschriften des Kulturverhaltens sind im Kern antibiologische Reaktionsmuster. Spontane, organische und seelische Antworten auf Stressoren, die sie auslösenden Momente und Faktoren, haben eine elementare Funktion der Selbstverteidigung. Doch nun müssen wir erkennen, daß sie oft mit den kulturellen und sozialen Verhaltensweisen in Konflikt geraten und damit zum Risiko für den Menschen und sein Immunsystem werden, da sie sich gegen deren natürliches Selbsterhaltungsverfahren wenden. Für dieses Problem müssen Lösungen gefunden werden.

Identitätsverlust – Integrationskonflikt

Auch dies ist ein uraltes Problem: Wie steht der Mensch in Übereinstimmung mit seiner organischen Existenz? Heutzutage ist der Selbstfindungsprozeß, d. h. die Suche und Versicherung individueller Wurzeln, der Entwicklung und sozialer Übereinstimmung, besonders für junge Menschen überaus schwierig. Täglich werden wir durch die Medien von einer Flut globaler und oft negativer, Existenz und Horizont des einzelnen weit übergreifender Informationen und Darstellungen, Einflüsse und Behauptungen überrollt. Eine selbstbestimmte Wahrnehmung wird verdrängt und eine Weltbetrachtung institutionalisiert, die der eigenen Auseinandersetzung kaum noch Raum läßt. Mit dieser vorgespiegelten Wirklichkeit zerrinnt und verschwimmt die Suche nach dem eigenen Standort in allgemeiner Unsicherheit.

Aus dem Identitätsverlust heraus entsteht ein anderes Problem: Der Integrationskonflikt. Wie soll man eigenes Erleben und Fühlen mit vorwiegend negativen Eindrücken in Einklang bringen? Um mit Erich Kästners moralischer Aufforderung zu sprechen: Wo bleibt das Positive, wenn das eigene Wünschen und Mühen ständig konterkariert wird? So entsteht ein weiteres andauerndes Konfliktpotential, das die selbstbezogene Integration verhindert und zu permanenten Distreß-Situationen führt. Und die verstärken wiederum die negativen Impulse auf unsere körpereigene Abwehr, die irgendwann zu Erschöpfung und Dekompensation, zu Krankheit führen.

Verlusterlebnisse

1984 wies in Amerika eine sorgfältig ausgearbeitete Befragung von Frauen, die an Brustkrebs litten, das Ergebnis auf, daß bei 84 Prozent der Patientinnen mehr als zwei »Verlusterlebnisse« vorlagen. Dabei wurde gleichermaßen in Betracht gezogen, ob es sich um Todesfälle, Scheidung oder den Verlust geliebter Tiere handelte. Die tiefen Einsichten Verena Kasts, Professorin für Psychologie, lassen sich in einem Kernsatz zusammenfassen: Trauer eröffnet die Pforte zum Leben – Depression ist das Tor zum Tod. Nur wenige Menschen sind heute noch fähig, ihre Verlusterlebnisse mit wahrer Trauer zu beantworten. Denn für diesen inneren (und organisch wirksamen) Prozeß sind eine starke Bewußtseinserweiterung und eine tiefgreifende seelische Auseinandersetzung mit dem Thema Tod Voraussetzung, die den meisten unter uns durch Identitätsverlust und Integrationsschwäche sehr schwer fällt. Dafür haben auch Immunologen keine Rezepte.

Psychosoziale Konflikte

Ratten hält man nicht gerade für angenehme Vergleichspartner, wenn es um die Aufklärung menschlichen Zusammenlebens geht. Zur Erforschung psychischer Einflüsse sind sie es dennoch, wie eine Unzahl von Experimenten zeigt – zum Beispiel zum Begriff Lebensraum.

Ein seiner gewohnten und geräumigen Umgebung entrissenes und in ein fremdes und überfülltes Areal versetztes Tier gerät so unter Distreß, daß eine extrem gesteigerte Ausschüttung des Streßhormons Cortison sein Immunsystem schwächt und unterdrückt, daß es schließlich an einer sehr banalen Infektion stirbt. Im Prinzip gilt für Menschen nichts anderes. Unausweichliche psychische und soziale Konflikte, auch durch zu enge Wohnraumbesiedelung und individuelle Verlusterlebnisse verursacht, erzeugen ein nicht mehr zu bewältigendes Chaos für die zelluläre Abwehr des organischen Immunsystems.

Ich konnte, nein: Ich mußte auch bei meinen Patienten im eigenen immunologischen Labor nachweisen, daß sich bei hoher seelischer Belastung durch starken Streß und Überlastung am Arbeitsplatz, durch Verlusterlebnisse und dichte Wohnverhältnisse und daraus folgender Depressionen die organischen Beanspruchungen zu einem Übermaß auswachsen, das die zelluläre Abwehr nicht mehr bewältigen kann. Die Helfer- und Killerzellen des Immunsystems vermindern sich; die Thymozyten – der Einsatzstab der Immunologie – versagen ihre ordnende Wirkung. In Phasen großer individueller und sozialer Belastung führen diese generell zivilisationsbedingten Abwehrschwächen rasch zur Entwicklung chronischer und verheerender Krankheiten – von Tumorleiden bis zu Virusseuchen. Wir müssen daher noch weitere Risikofaktoren dieser Art sowie unsere humane Weltordnung nennen, die den menschlichen Organismus belasten:

- Gefühl permanenter Überlastung
- anhaltende Konflikte
- steter Kummer, Ärger und Verdruß
- Hoffnungslosigkeit
- Sexualprobleme
- Angst, Bedrohung und Unterdrückung
- soziale Not
- politischer Zwang

Sobald die Ursachen erkannt und akzeptiert werden, gibt es für viele dieser organischen Gefahren auch korrigierende Maßnahmen, wenn auch gewiß nicht für alle. Die meisten sind allein schwer und viele nicht ohne medizinischen Rat zu bewältigen, manche nicht ohne psychologischen Beistand zu lösen.

Zwei der bisher nicht aufgeführten Defizite wollen wir noch benennen, da unter unseren Umweltbedingungen und mit ein wenig Selbsterkenntnis und Selbstkritik relativ einfach Abhilfe zu schaffen ist: Unsere Bewegungsarmut und unsere falschen Ernährungsgewohnheiten.

Bewegungsmangel versus Hochleistungssport

Intensive Studien des immunologisch versierten Sportmediziners Prof. Dr. Heinz Liesen von der Universität Paderborn – er ist auch Arzt der Hockey-Nationalmannschaft – belegen, daß weder Bewegungsmangel noch Hochleistungssport der Gesundheit zuträglich sind.
Das bequeme Sesselleben mit kleinem Spaziergang führt zur Abnahme der körpereigenen Immunkraft. Diese wird durch Bewegungsdefizite nicht nur geschwächt, sie degeneriert sogar. Es verengen sich die Gefäße, ihre Durchblutung wird vermindert, und die Atmung wird immer flacher. Der Organismus nimmt also weniger Sauerstoff auf und kann ihn noch weniger zu den Organen und dem Gewebe leiten.
Doch auch beim Sport mit andauernder Hochbelastung wird durch Körperstreß das Immunsystem geschwächt. Bei Marathonläufern etwa kann das Niveau auf das von AIDS-Patienten absinken: Infektanfälligkeit und Krankheitsrate steigen acht Tage nach der Anstrengung beängstigend an.

Die schlichte Einsicht lautet: Bewegungsmangel ist ebenso ungesund wie übertriebener Sporteinsatz.

Ideal, auch wenn es trivial klingt, ist eine maßvolle, aber regelmäßige Körperbelastung: Schnelles Gehen, leichtes Laufen, kräftiges Schwimmen, zügiges Radfahren. Dadurch werden nachweislich im Lymphsystem neue, sehr aktive Immunzellen gebildet und deren Gefäße erweitert; ihre Durchblutung wird erhöht, und der Sauerstoffgehalt steigt steil an. Dies bedeutet, daß ein regenerativer Prozeß aller Organe eingeleitet wird und die Abwehrkraft des gesamten Immunsystems zunimmt.

Falsche Ernährung

Eine schlichte Feststellung vorweg: In Zeiten der Armut sind viele der heute chronischen Krankheiten nicht aufgetreten. So ist zum Beispiel die Stoffwechselkrankheit Gicht eine reine »Wohlstandserkrankung«. Naturvölker mit hinreichender Ernährung kennen die Plagen unserer Zivilisationskrankheiten kaum. Bei japanischen Frauen ist Brustkrebs eine Seltenheit; als nach dem Zweiten Weltkrieg viele tausend von ihnen in westliche Kulturkreise umsiedelten, stieg deren Brustkrebsrisiko auf über 40 Prozent. Die Hauptursache liegt im Wechsel der Ernährungsgewohnheiten: falsche oder Überernährung.

Die wichtigsten Faktoren falscher Ernährung:

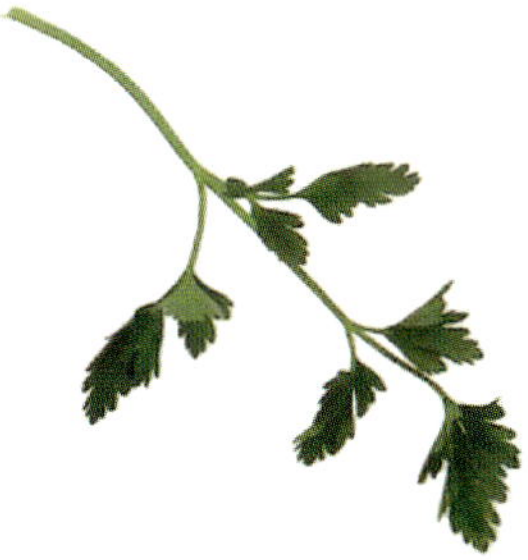

- tierische Fette
- mangelhafte Nährstoffe
- erhöhter Kochsalzverbrauch
- Giftstoffe in Nahrungsmitteln
- denaturierte Nahrungsmittel
- Ballaststoffmangel
- Genußmittelmißbrauch
- fehlende essentielle Fettsäuren

Die 7-Länder-Studie zeigt uns am Beispiel der kretischen Bergbauern, wie ein optimales Leben organisiert sein sollte. Diese Menschen, ein Naturvolk mit althergebrachten Lebens- und Ernährungsformen, kennen solche negativen Einflüsse nicht. Auf nahezu archaische Weise ist der Kreter mit seiner kargen Landschaft, mit Sonne, Meer und Wind und den Früchten dieser Erde verbunden. Er steht im Einklang mit dieser Umgebung, sie ist sein Biotop. So soll auch der hiesige Mensch die lokoregionalen Schätze nutzen, denn dies ist sein Biotop. Zeigt doch eine große Wissenschaftsstudie: Wenn ein Kind ausschließlich die Nahrung zu sich nimmt, die seine Mutter während der Schwangerschaft gegessen hat, erkrankt es nie an Arteriosklerose.

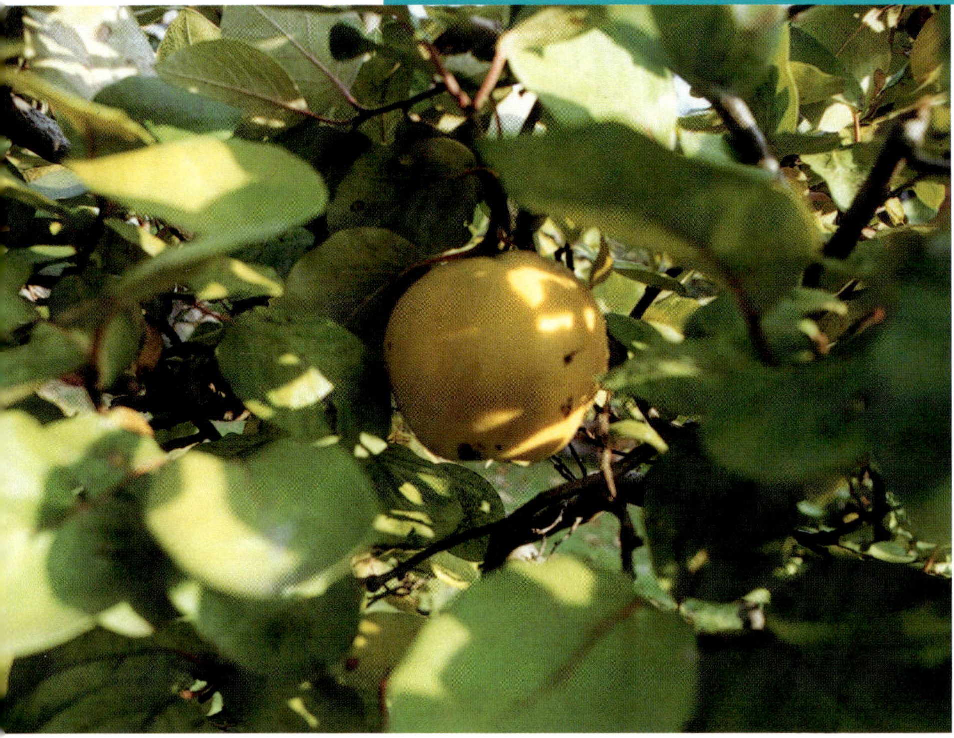

DIE NAHRUNG STELLT
WIE DER ÄTHER
UNSERE WICHTIGSTE
ENERGIEQUELLE DAR.

Traumfabrik Körper

Die organische Energie

Ein jedes Lebewesen besitzt seinen eigenen Energiehaushalt, unser Organismus macht da keine Ausnahme. Außerdem hat er einen permanenten Energiebedarf. Hierbei handelt es sich um sehr differenzierte Bedürfnisse des Körpers, die durch unterschiedliche Systeme in Kooperation miteinander befriedigt werden müssen. Sie arbeiten zusammen, um energiehaltige Materie aufzunehmen. Diese wird für die verschiedenen Körpertätigkeiten ausgewertet, die schädlichen Substanzen getrennt und mit unbrauchbaren Resten ausgeschieden. Der Körper ist auf eine ständige Energiezufuhr angewiesen, und diese Energie muß zur rechten Zeit in der richtigen Form zur Verfügung stehen. Das erfordert einen gewissen Vorrat an lebensnotwendigen Substanzen über den täglichen Umsatz hinaus. Unser Körper weiß offenbar besser als wir zu beurteilen, welche von ihnen Mangelware sind, welche er eher entbehren kann und welche er zu gegebener Zeit ausschütten muß. So einfach ist das – und so kompliziert.
Wir brauchen lebensnotwendig Luft zum Atmen, Anlässe, uns zu freuen, Menschen, die uns lieben, und eine Umgebung, die uns vertraut ist. Die Seele ist gewissermaßen das All. Doch die Nahrung – und das ist gar nicht so trivial, wie es klingt – stellt wie der Äther unsere wichtigste Energiequelle dar. Denn sie liefert uns erst den Fundus zu sein und unsere Energien mit anderen zu tauschen, an guten oder schlechten Tagen.
Darum ist es so wichtig, die Art der Nahrung richtig auszuwählen, auf ihre Qualität und Zusammenstellung zu achten und sie sorgfältig zuzubereiten. Es genügt nicht, Kalorienmengen oder Joule-Angaben zu messen und den Zeiger der Waage im Badezimmer zu kontrollieren. Damit läßt sich wohl Masse regulieren, aber nicht die Energie, die wir empfangen und weitergeben können. Unser Körper hat seine eigenen Regeln und reagiert

empfindsam – unwillig oder dankbar – auch auf die Art und Form, in der wir ihm Nährstoffe zur Energiegewinnung zukommen lassen.
Paracelsus hat vom Archeus gesprochen, dem Lebensgeist, einem inneren Alchemisten, der im Körper wirke und bei der Nahrungsaufnahme Gutes von Schlechtem trenne. Tatsächlich arbeitet unser Organismus wie ein ausgeklügeltes alchemistisches System, allerdings perfekter, als irgendein Alchemist es vermag.
Die Nahrung wird im Verdauungstrakt von Magen und Darm in einfache Bestandteile zerlegt, zur weiteren Verarbeitung den reinigenden Organen Leber, Bauchspeicheldrüse und Galle zugeführt und dann zu allen Körperzellen transportiert. In den Zellen werden die Nährstoffe gespeichert und chemische Energien durch Verbrennung (Oxidation) freigesetzt. Den dazu notwendigen Sauerstoff nimmt die Lunge auf und gibt ihn mit dem Blut an die Zellen weiter. So laufen im gesamten Organismus unaufhörlich chemische Prozesse und Reaktionen ab, bei denen Nährstoffe zwischen Zelle und Zelle, Gewebe und Gewebe, System und System ausgetauscht werden – die große Welt im kleinen. Doch so klein ist der Mikrokosmos Mensch gar nicht, wie ein Blick auf die einzelnen Systeme und Zahlen zeigt.

Der Magen-Darm-Kanal

Der Dünndarm ist ein sechs Meter langer Schlauch. Die ersten 25 bis 30 Zentimeter (das entspricht etwa der Breite von zwölf Fingern) gleich nach dem Magenausgang werden als Zwölffingerdarm bezeichnet. Hier wird der durch Magensäfte zersetzte Speisebrei unter Zufluß von Galle aus der Leber und Fermenten der Bauchspeichel- und Darmdrüsen weiter verdaut. Die folgenden 2,5 Meter heißen Leerdarm, die anschließenden 3,5 Meter Krummdarm. Die Hauptaufgabe dieser Darmabschnitte besteht darin, die Nahrung in einfache Bestandteile zu zerlegen und diese durch die Darmwand dem Organismus – vor allem der

Leber – zuzuführen. Die Darmwand ist dafür mit sogenannten Zotten (Villi) und Mikrovilli, 3.000 beziehungsweise 1,5 Milliarden pro Quadratzentimeter hervorragend ausgestattet. Diese kaum einen Millimeter großen Erhebungen und Ausstülpungen in Nanoformat vergrößern die Oberfläche des Dünndarms auf rund 300 Quadratmeter. Diese Darmwand, eine Schutzbarriere, müssen die in winzigste Teile aufgespaltenen Nährstoffe passieren, um durch die Blut- und Lymphgefäße dieser sensiblen inneren Haut aufgenommen und in den Körper transportiert zu werden.

Wenn man bedenkt, daß das Volumen der im Magen-Darm-Trakt umgewälzten Speisen, Getränke und Sekrete täglich neun bis zehn Liter beträgt, von denen lediglich 0,1 Liter durch den Stuhl und zwei bis drei Liter durch den Harn ausgeschieden werden, kann man angesichts dieser Leistung und Technik des inneren Alchemisten nur staunen, insbesondere wenn man seine außerordentliche Raffinesse erkennt. Bei dieser Arbeit tritt natürlich auch ein ungeheurer Verschleiß auf. Täglich verliert der Körper eine große Menge (über 100 Gramm) Zellen aus der Darmoberfläche, was einem Verlust von 30 Gramm Eiweiß gleichkäme. Aber eben nur käme – denn der Dünndarm verdaut diese abgestorbenen Zellen genauso wie die aufgenommene Nahrung und gewinnt damit ihre Substanz, ihre Energie zum größten Teil für den Organismus zurück! Voraussetzung ist freilich, daß dem Verdauungstrakt auch die »Lösungsmittel«, die alchemistischen Substanzen zur Verfügung stehen, die zur Zersetzung der Nahrung, also zur Trennung ihrer Grundstoffe

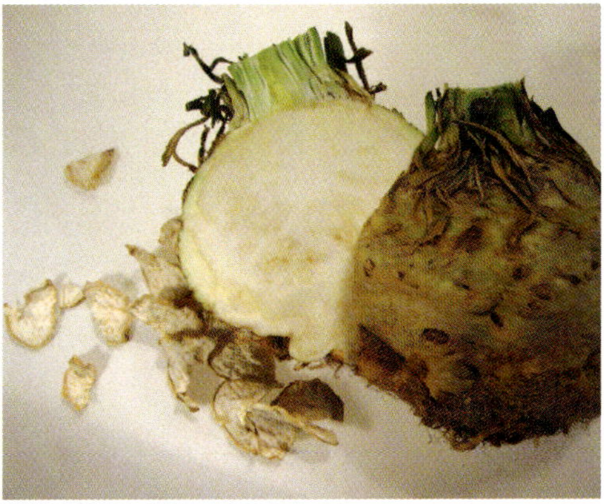

notwendig sind. Diese ganz besonderen Säfte bezieht er nicht allein aus den Drüsen der Magenschleimhaut, die Salzsäure zur Aktivierung der Verdauung und Abwehr von Bakterien liefert und Enzyme wie Pepsin und Lab zur Aufbereitung von Eiweiß und Fett und zur Milchgerinnung produziert. Sie werden auch von der Bauchspeicheldrüse und der Leber angeliefert.

Die Bauchspeicheldrüse

Pankreas lautet das griechische Wort für diese vielseitige Hilfskraft des großen Alchemisten Leber. Sie produziert für den Zwölffingerdarm täglich 1 bis 1,5 Liter Verdauungssäfte mit Enzymen – Trypsin, Diastase, Lipase –, die Eiweiß, Fette und Kohlenhydrate aufspalten. Nicht weniger wichtig ist die Leistung der in der Bauchspeicheldrüse verstreuten Langerhans-Inseln. Der Name geht auf den Pathologen Paul Langerhans (1847–1888) zurück. Er entdeckte, daß in diesen kleinen Zellhaufen das Hormon Insulin (daher dessen Bezeichnung: lateinisch insula = Insel) zur Regulierung des Zuckerhaushalts gebildet und in die Blutbahnen ausgeschüttet wird.

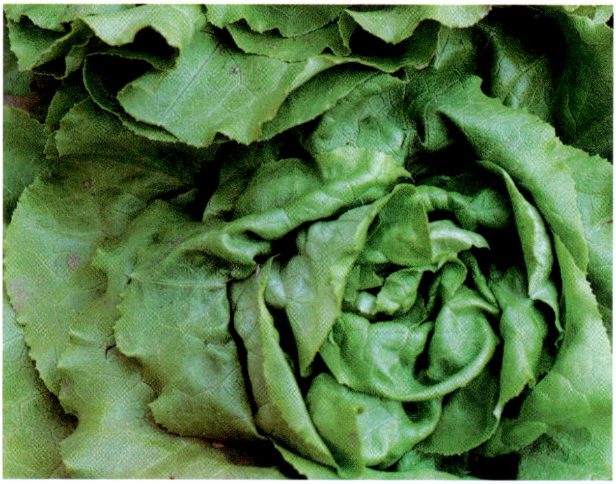

Die Pankreassäfte sind alkalischer Natur, sie neutralisieren im Magen noch bestehende Säure und tragen zu besserer Entgiftung und Wasserausscheidung durch die Nieren bei. Das kann man mit einer alchemistischen Küche unterstützen, indem man verdauungs- und enzymstimulierende Nahrungsmittel so aufbereitet, daß sie der Leber zuarbeiten und darüber hinaus der Bauchspeicheldrüse die Arbeit erleichtern. So läßt sich beispielsweise aus Sellerie, Karotten und Kartoffeln eine alkalische Basisbrühe zubereiten, die die Verdauungsvorgänge aufs stärkste unterstützt und nicht nur Bauchspeicheldrüse und Leber sowie die Ausscheidung der Nieren fördert, sondern auch der direkten Verdauung im Darm dient (siehe Rezept S. 68).

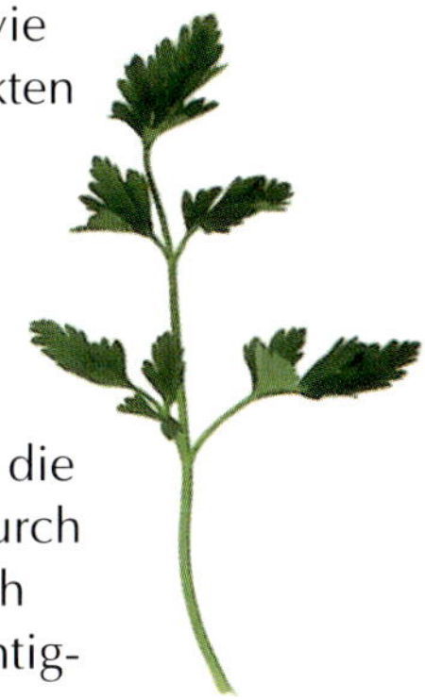

Die Galle

Die Galle ist kein Körperorgan, sondern ein Sekret, das die Leber produziert: In 24 Stunden sind es 0,5 bis 1 Liter. Das Gros der Menge wird tagsüber erzeugt. Normalerweise wird die Absonderung zunächst in der Gallenblase gesammelt und durch Wasserentzug auf ein Zehntel eingedickt. Ein Teil geht jedoch als gelbe Lebergalle direkt in den Zwölffingerdarm. Die wichtigsten Bestandteile sind einmal hilfreiche Gallensäuren, Sterine und Cholsäure, die nach Ausschüttung in den Darm die Fette im Speisebrei emulgieren und resorbieren, d. h. verdünnen, verkleinern und verdaulich machen. Zum zweiten handelt es sich um Gallenfarbstoffe. Das ist ein vornehmer Ausdruck für gelblich-grüne Abbauprodukte des Blutfarbstoffes Hämoglobin und von Steroidhormonen, auf denen dann die Färbung des Kots beruht. Doch auf diese Weise werden auch körperfremde Substanzen und Medikamente ausgeschieden: Die Galle ist im wahrsten Sinne des Wortes ein Entgiftungsmittel des inneren Alchemisten Leber.
Diese Funktion ist wirklich mehr als erstaunlich, und wir wollen es hier noch einmal andersherum betrachten: Die alchemistische Verfahrensweise entspricht tatsächlich den Prinzipien und der Abfolge natürlicher, organischer Vorgänge. Materie wird getrennt, ihre Bestandteile werden gereinigt, um dann in neuer Zusammenstellung dem natürlichen Zweck oder angestrebten Ziel dienlich zu sein – sei es nun ein konzentriertes

Heilmittel, das ersehnte Edelmetall oder eben ein außergewöhnlich schmackhaftes und bekömmliches Gericht.
Heute können wir die Leistungen unseres inneren Alchemisten auch mit wissenschaftlichen Begriffen belegen und mit chemischen und physikalischen Erklärungen beschreiben.

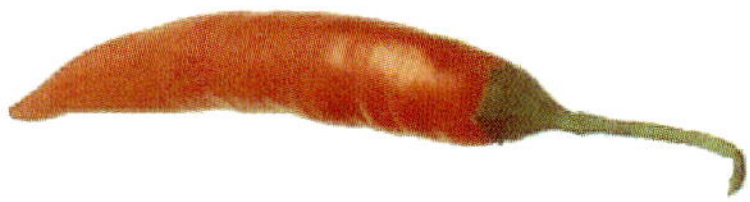

Eiweißkörper (Proteine) werden zu Peptonen zersetzt, zu hochmolekularen und wasserlöslichen Zwischenprodukten, aus denen wiederum die lebenswichtigen und resorbierbaren Aminosäuren abgespalten werden. Zucker und Stärke werden in Monosaccharide zerlegt, in die einfachen Kohlenhydrate, aus denen sie aufgebaut sind. Fette werden durch Gallensäuren emulgiert, d. h. in so feine Bestandteile zergliedert, daß sie durch die Darmwand dringen können. Es sind vor allem Enzyme des Darmsaftes, die diese Arbeit der Trennung, Spaltung oder Zerteilung leisten.

In der Beschreibung solcher Umwandlungsprozesse des Stoffwechsels wird deutlich, daß der Qualität der Nahrung und der Art ihrer Aufbereitung eine viel größere Bedeutung zukommt, als man früher angenommen hat. Sie soll nicht nur ausreichend bezüglich ihres Kalorienwerts sein, sondern auch möglichst frei von Schlacken und Giften – also unverfälscht und frisch –, damit man dem inneren Alchemisten weniger »unedle« Stoffe zur Verarbeitung liefert. Und man kann ihm durch die Zubereitung der Gerichte einige Vorleistungen anbieten, zum Beispiel durch eine enzymatische Spaltung der Substanzen: Speisen werden auf die Idealtemperatur von 37 °C des Oberbauches gebracht, zu heiß sollten sie aber auch nicht verzehrt werden. Weitere Möglichkeiten sind die Zugabe von Joghurt oder saurer Sahne – also Milchsäurebakterien – oder gelungene Marinaden, also Emulsionen, die dem Organismus bei der Verdauung weniger Einsatz eigener Energie abverlangen.

Die Leber

Die Leber kann man als alchemistisches Kraftwerk bezeichnen. Sie ist die größte Drüse unseres Körpers und wiegt 1,5 Kilo. Bislang lassen sich 500 verschiedene Funktionen aufzählen, die in diesem Zentrum ablaufen. Das verlangt Energie und Blutzufuhr. Die Leber wird damit auf zwei Wegen versorgt: 20 Prozent kommen direkt vom Herzen durch die sauerstoffreiche Leberarterie, die verbleibenden 80 Prozent gelangen durch die Pfortader, in der ihr venöses Arbeitsblut aus dem Verdauungstrakt (Milz, Gallenblase und Bauchspeicheldrüse) zufließen. Bei einem Erwachsenen strömen in jeder Minute durch die Leberzellen 1 bis 1,5 Liter Blut. Darin enthaltene ausgelesene Nährstoffe, verbrauchte rote Blutkörperchen oder Bakterien müssen erkannt, getrennt, aussortiert, abgeschieden, gereinigt und verarbeitet werden. Zum Teil müssen sie gespeichert, neu zusammengestellt und in richtigen Kombinationen durch die Blutbahnen an die anderen Systeme, an unterschiedliche Gewebe und Billionen von Zellen weitergereicht werden.

50.000 bis 100.000 Leberläppchen sind an diesen Analyse- und Syntheseverfahren beteiligt. Wenn dabei aus proteinreicher Nahrung zu viele Aminosäuren angeschwemmt werden, wandeln sie davon einen nutzbaren Teil in Kohlenhydrate um und geben den Rest mit dem Abfallprodukt Harnstoff ab an die Nieren, die ihn mit dem Urin ausscheiden. Wird zu viel Monosaccharid Glukose angeliefert, wird ein brauchbarer Teil zu Polysaccharid Glykogen umgesetzt und eingelagert. Fällt der Blutzuckerspiegel, so wird die Reserve wieder als Glukose eingesetzt. Das ist nicht nur für Diabetiker von Bedeutung, generell führt eine Unterzuckerung der Gehirnzellen ziemlich rasch zu dauerhaften Schädigungen. Die dispersierten Fette werden zu besserer Verwertbarkeit mutiert oder an eigens gebildete Eiweißkörper, Lipoproteine, gekoppelt. So können sie leichter zu den Organen transportiert werden. Dort liefern sie schlackenlos Brennstoff: Energie.

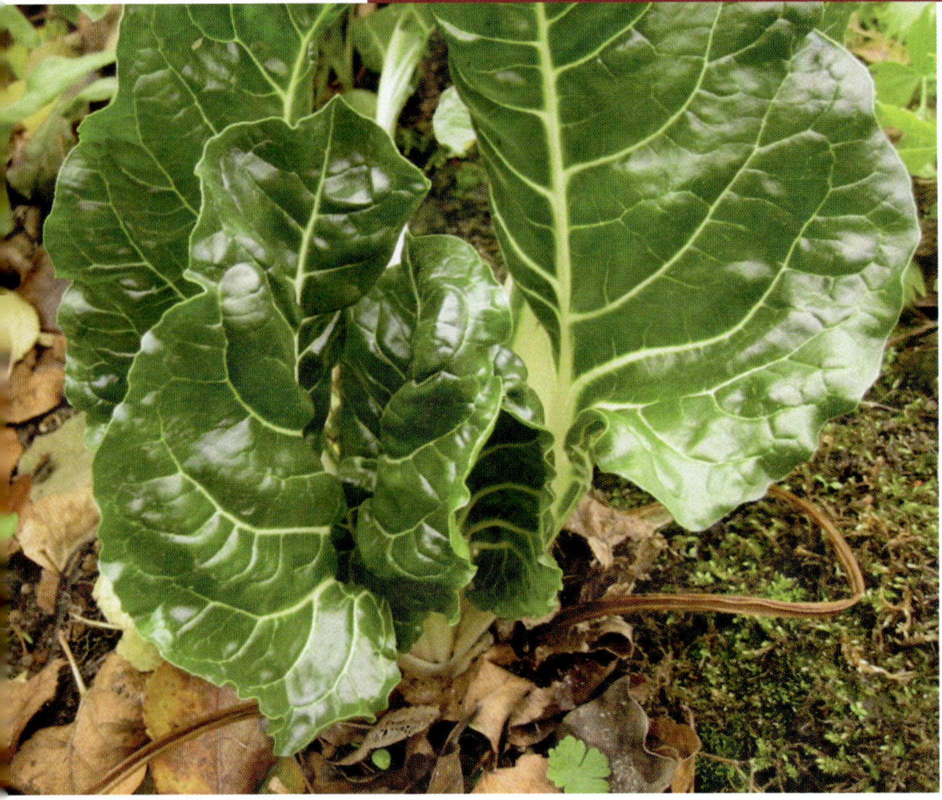

FREUND DES ARZTES
UND RUHM DES KOCHS.

Säuren und Basen

Billionen Zellen gehen täglich zugrunde, und ebenso viele werden neu gebildet. Die abgestorbenen Zellen müssen ebenso wie die täglich durch das Zersetzen der Nahrungsstoffe entstehenden Gifte entsorgt werden. Erst durch einseitige oder übermäßige Ernährung, durch Streß sowie zusätzliche Gifte von Alkohol, Nikotin oder belastende Nahrungsmittel bilden sich Schlackenablagerungen. Diese üben wiederum eine gewisse Giftwirkung auf den Körper aus. Ein Teil davon besteht aus Neutralisierschlacken, die durch zuviel Säure in der Nahrung entstanden sind. Schon Paracelsus erkannte, daß Übersäuerung ein Grundübel bei vielen Erkrankungen ist. Anstelle der Verabreichung von Medikamenten zum Ausgleich der Säurebelastung – wie es heute durchaus üblich ist – sollte man überlegen, wie diese Schlacken auf natürlichem Wege wieder ausgeschieden und wie die dafür zuständigen Organe bei diesem Vorhaben unterstützt werden können. Ein verschlacktes Gewebe kann seiner eigentlichen Aufgabe, die Zellen zu ver- und entsorgen, nicht in ausreichendem Maße nachkommen. So wird die Zelltätigkeit langsam, weil das übersäuerte Gewebe mit dem Überangebot an Nährstoffen nicht mehr fertig wird, eindickt und letztlich durch die versumpfte Transitstrecke zu wenig Sauerstoff und Nährstoffe zu den Zellen gelangen. Trotz Überernährung hungern die Zellen also in Degeneration. Durch Verschlackung wird der Blutfluß in den Blutgefäßen verlangsamt, die Gefäße versumpfen, und in den Gelenken behindern Ablagerungen die Beweglichkeit und verursachen Schmerzen. In den Muskeln hingegen entsteht Spannungsschmerz, wenn sich übersäuerte Gewebeflüssigkeit ansammelt.

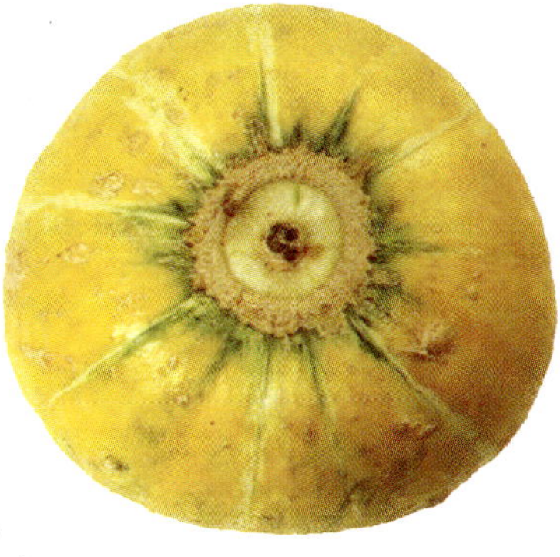

Zu wenig Basen in unserer Ernährung

Das Gesetz der Harmonie fordert einen Ausgleich zwischen saurem und basischem Milieu. Eine Ernährung, die uns zurück in die Mitte, in Richtung des basischen Poles bringt, muß vor allem aus Früchten und Gemüsen bestehen. Bei letzteren ist der relativ seltene Chicorée als Säure zu meiden. Unsere Nahrung ist grundsätzlich säuernd, insbesondere auf Grund von Süßigkeiten und Fleisch. Selbst der gesunde Frischkornbrei bildet noch Säuren. Süßigkeiten und raffinierter Zucker entziehen obendrein noch Basen, auch Käse ist säurebildend. Weitere Säurebildner sind Wurst, Rinderbrühe, Kaffee oder schwarzer Tee, Früchtetees sind regelrechte Säurebomben. Kräuter- und Gemüsetees wiederum sind alternativ. Nudeln und alle Getreidesorten außer Hirse, Quinoa und Amarant sind Säurespender. Kuchen und Fisch sind Säurebildner und schwer verdaulich.

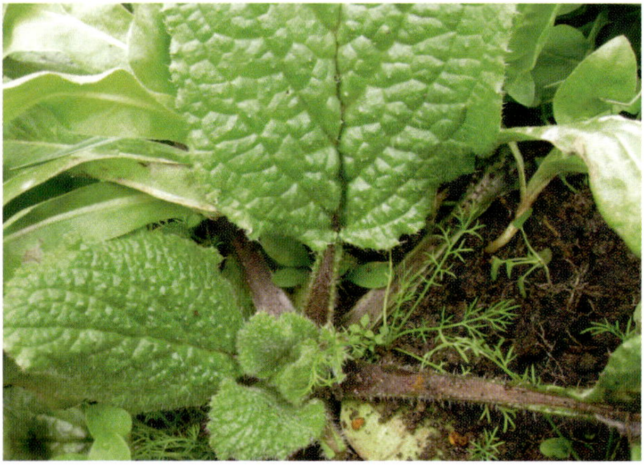

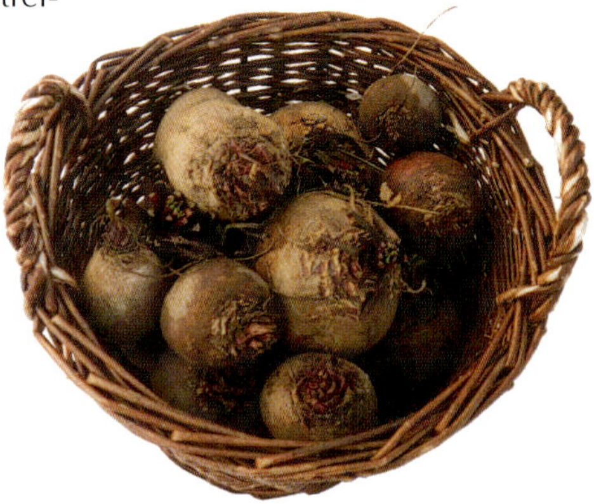

Sind Sie sauer?

Wie stelle ich fest, ob ich übersäuert bin?

	Ja	Nein
1. Nehmen Sie leicht an Gewicht zu?		
2. Fühlen Sie sich oft unkonzentriert und übermüdet?		
3. Können Sie nur schwer einschlafen, schlafen Sie schlecht oder fühlen Sie sich morgens müde?		
4. Leiden Sie an Stimmungsschwankungen oder neigen Sie zu depressiven Verstimmungen?		
5. Haben Sie Probleme mit Ihrer Verdauung, z.B. Verstopfung, Blähungen, Durchfall oder Sodbrennen?		
6. Ist Ihre Haut fahl, schlaff, faltig oder hat sie eine ungesunde Farbe?		
7. Leiden Sie an einer chronischen Krankheit oder haben Sie häufiger Schmerzen in den Gelenken oder im Wirbelsäulenbereich?		
8. Fehlt Ihrem Haar Glanz und Schwung? Sind Ihre Nägel matt, rissig oder spröde?		
9. Schwitzen Sie übermäßig oder ist Ihre Körperausdünstung unangenehm?		
10. Fühlen Sie sich nicht mehr gesund und vital?		

Falls Sie mehr als eine Frage positiv beantworten, dann sind Sie mit größter Wahrscheinlichkeit übersäuert!

Basen- und Säure-Wirkung von Lebensmitteln

Die meisten Nahrungsmittel schmecken nicht sauer, werden aber sauer verstoffwechselt! 70 – 80 Prozent der Nahrung sollten basisch sein. Je nach Körperübersäuerung können die geringsten Säureanteile in der Nahrung stärker säuernd wirken. Ein Übermaß an Säuren führt zu täglichen Ablagerungen und Azidoseschäden.

Basen (+) **Säuren (-)**

Kohlenhydrate = KHY

basisch	**(+)**
Auberginen	4
Dill, Petersilie	18
Gurke	30
Karotte	10
Kresse	5
Kraut, weiß & rot	6
Kohlrabi,	
Blatt & Stengel	18
frische Bohnen	5
frische Erbsen	5
Kürbis, Topinambur	2
Lauch	9
Löwenzahnblatt	20
Mangold	8
Meerrettich	3
Oliven, frisch	35
Paprika	2
Rettich, schwarz	23
Rettich, weiß	5
Rote Bete	11
Blatt & Stengel	25
Salat: Endivien	7
Chicorée, Römer	5
Feld u. Kopfsalat	1
Spinat, roh	15
Spinat, gekocht	3
Schnittlauch	8
Spargel	2
Pilze	2
Zwiebeln/Knoblauch	1

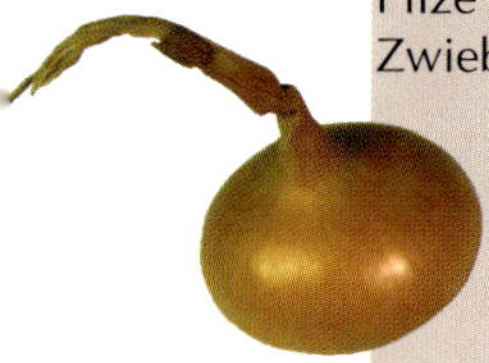

KHY-Stärkemehle	**(+)**
Kartoffel	7
Kartoffelmehl	1
Kastanien	20
Mais, frisch	2
Maismehl	7
Kakaopulver	10
Carob Johannisbrotmehl	8

Proteine und KHY mit Eiweißanteil basisch **(+)**

Proteine aus Keimlingen	
Alfalfa (Luzerne)	30
Bohnen, Erbsen, Linsen	10-15
Kerne: Kürbis, Sonnenöl	15
Kichererbsen KHY-haltig	40
Soja, Mungobohnen	15
Mandeln, Erdnüsse	5-10
Getreidekörner KHY	5-10
Keimschrotbrot KHY	5
Gersten, Weizengras	23

Proteine: basisch	**(+)**
Avocado	10
Nuß u. Kernkeimlinge	5-10
Sojabohnen, gekeimt	5
Algen u. Spirulina	20-25
Mandeln	2

Im Basen-Säuregleichgewicht	
Buchweizenganzkorn, Dinkel u. Hirse (auch gekocht)	0
Rohmilch, nicht hitzebehandelte Sahne, Süßrahmbutter	0
Distel u. Olivenöl	0
Früchte: basisch	
Apfel und Birne	3
Aprikose und Mango	15
Ananas und Banane	5
Brombeeren, Datteln	6
Erdbeeren, Heidelbeeren	2
Feigen, Korinthen	20
Hagebutten, getrocknet	15
Johannisbeeren	1-3
Limonen, Zitronen	1-3
Kirschen, Mirabellen	6
Orangen u. Guave	5
Papaya grün und gelb	20
Pflaumen, Pfirsich	5
Trauben, frisch	3-6
Proteine (Eiweiß) säurebildend	(-)
Alle Fische	15-20
Fische, weißfleischig	10
Heringe in 01	17
Heringe in Essig	20
Fleisch, Geflügel	20-25
Fleischextrakt	50
Hühnerei, gekocht	25
Eigelb, roh	8
Kochfette, Schmalz	10-15
Sauerrahmbutter	4
Schafs- u. Ziegenkäse	5
Hüttenkäse	3-5
Frischkäse, hitzebehandelt	10
Quark, fett und mager	17
Milchsauerprodukte	3-6
Schmelzkäse	20
Pflanzenmargarine100%	0
Backhefe	0
Sojabohnen, gekocht	8
Bohnen, weiß	10
Linsen, Erbsen gekocht	15
Erd-, Walnüsse	15
Hasel, Paranüsse	2
Kerne, getrocknet	5
geröstete Kerne u. Nüsse	10-20
Leinsamen und Sesam	2-4
KHY mit Eiweißanteil	(-)
Buchweizenmehl, Grütze	7
Gerstenmehl, Grütze	20
Haferflocken, abgepackt	10
Haferganzkorn, gekocht	8
Mais, gekocht	5
Reis, natur PR-Anteil 17%	10
Reis, weiß	18
Roggenkorn	16
Roggenkornmehl	16
Weizenkorn	8
Weizenkornmehl	15
Griesbrei, Nudeln	5-6

Starke Säurebilder

Alle Marmeladen, Zucker, Sirup, Sanddorn und Honig, Süßfrüchte oder sogenannte »Süßmacher« zu Joghurt, Süßfrüchte

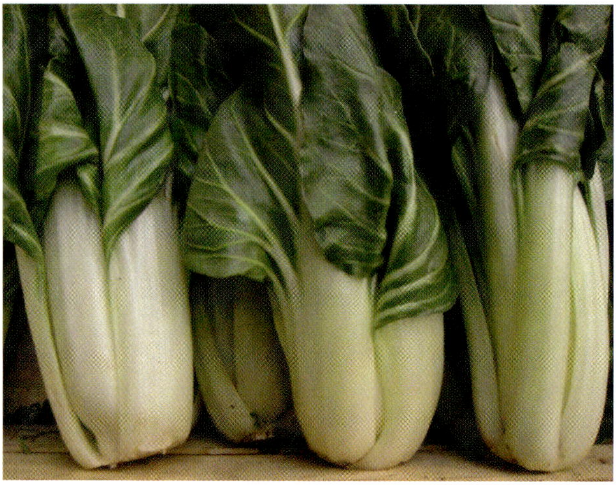

und Honig zu Getreide, auch Früchtejoghurt zu Getreidemüsli, alle Sodagetränke, besonders Coca Cola und Chips, Alkohol, Schwarztee, Kaffee, Schokolade und -getränke, Milcheiscremes, unreife Früchte, besonders unreif geerntete Zitrusfrüchte. Alle über 100 Grad C erhitzten Öle und Fette. Gebratenes, Räucher- und Rostwaren. Weizenmehlprodukte, Süßcremespeisen, Kuchen; Hefe, erhitzte Fette und Öle (auch gebrochene Nüsse, Kerne u. Körner!), fabrikbehandelte Weizenkeime und Ölsaat sind schnell ranzig, wenn sie nicht luftdicht und kühl gelagert werden.

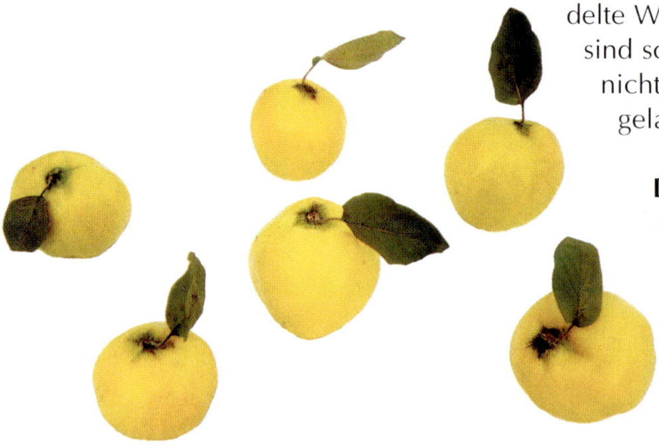

Der folgenden Tabelle können Sie die in Obst sowie Gemüse enthaltenen Vitamine und Mineralstoffe entnehmen.

Obst	Vitamine	Mineralstoffe
Ananas	C	Kalium, Magnesium
Apfel	Biotin	Kalium, Eisen
Aprikose	A und Provitamine (Karotinoide)	Kalium, Phosphor Eisen
Banane	Niacin, B6, Folsäure	Kalium, Magnesium, Phosphor
Birne	C, Folsäure	Kalium
Brombeeren	C, Folsäure	Kalium, Kalzium Magnesium, Phosphor, Eisen
Erdbeeren	C, Folsäure*	Kalium, Magnesium Phosphor, Eisen
Grapefruit	C	Kalium, Magnesium
Himbeeren	C, Folsäure, Biotin	Kalium, Kalzium Magnesium, Phosphor, Eisen
Honigmelone	C, A und Provitamine (Karotinoide)	Kalium, Magnesium, Phosphor
Johannisbeeren (schwarz)	C, Folsäure, Biotin	Kalium, Kalzium, Magnesium, Phosphor, Eisen
Kirschen	C, Folsäure	Kalium, Magnesium, Phosphor
Kiwi	C, K	Kalium, Kalzium, Magnesium, Phosphor, Eisen
Mandarine	C	Kalium, Kalzium, Magnesium
Mango	C, A und Provitamine (Karotinoide) Folsäure, Biotin	Kalium, Magnesium
Melone (grün)	C, A und Provitamine (Karotinoide), Folsäure, Biotin	Kalium, Magnesium, Phosphor, Eisen
Nektarine	A und Provitamine (Karotinoide)	Kalium, Magnesium, Phosphor
Orange	C, B1, Folsäure, Biotin	Kalium, Kalzium, Magnesium, Phosphor
Pfirsich	C, Biotin, K	Kalium, Phosphor, Eisen
Pflaumen	Niacin, Pantothensäure, K	Kalium, Magnesium
Stachelbeeren	C, Folsäure	Kalium, Magnesium, Phosphor, Eisen
Wassermelone	C, Biotin, Panthotensäure	Kalium
Weintrauben	C, Folsäure, Biotin, K	Kalium, Phosphor, Eisen
Zitrone	C, Folsäure	Kalium, Magnesium

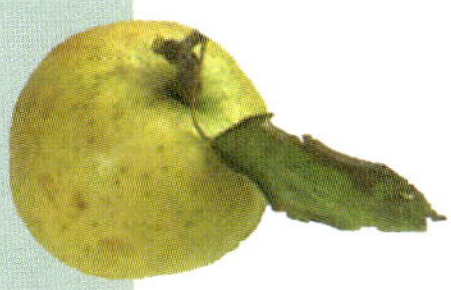

Gemüse	Vitamine	Spurenelemente
Artischocke	C, Biotin, Folsäure	Kalium, Kalzium, Magnesium, Phosphor, Eisen
Aubergine	C, Folsäure	Kalium
Blumenkohl	C, B1, B6, Folsäure, Pantothensäure, K	Kalium, Magnesium, Phosphor, Eisen
Bohnen	Biotin, K	Kalium, Kalzium, Magnesium, Phosphor, Eisen
Brokkoli	C, B1, B2, Folsäure, K, Pantothensäure, A und Provitamine (Karotinoide)	Kalium, Kalzium, Magnesium, Phosphor, Eisen, Jod, Zink
Champignons	B1, B2, Niacin, Pantothensäure, D	Kalium, Magnesium Phosphor, Eisen, Jod
Chicorée	A und Provitamine (Karotinoide)	Kalium, Magnesium, Eisen
Chinakohl	C, Folsäure	Kalium, Kalzium, Eisen
Endivien	Folsäure, A und Provitamine (Karotinoide)	Kalium, Kalzium, Magnesium, Phosphor Eisen
Erbsen	B1, B2, Niacin, Folsäure, Pantothensäure, Biotin, K	Kalium, Magnesium Phosphor, Eisen, Zink
Feldsalat	Folsäure, A und Provitamine (Karotinoide)	Kalium, Magnesium, Phosphor, Eisen, Jod
Fenchel	C, B1, A und Provitamine (Karotinoide), E, K	Kalium, Kalzium, Eisen Magnesium, Phosphor,
Grünkohl	C, B1, B2, B6, Folsäure, A und Provitamine (Karotinoide), E	Kalium, Kalzium, Magnesium, Phosphor, Eisen, Jod
Gurke	C, Folsäure, K	Kalium, Eisen
Kartoffeln	C, B6, Folsäure, K	Kalium, Magnesium Phosphor
Kohlrabi	C, Niacin, Folsäure	Kalium, Kalzium, Eisen Magnesium, Phosphor,
Kopfsalat	A und Provitamine (Karotinoide), K	Kalium
Kürbis	A und Provitamine (Karotinoide)	Kalium, Phosphor, Eisen
Lauch	C, B1, B6, Folsäure, K	Kalium, Kalzium, Magnesium, Phosphor, Eisen

Mais	Niacin, B6, Pantothensäure	Magnesium, Phosphor, Kalium
Mangold	C, B2, A und Provitamine (Karotinoide)	Kalium, Kalzium Phosphor, Eisen
Möhren	A und Provitamine (Karotinoide)	Kalium, Kalzium, Magnesium, Eisen, Jod
Paprika	C, B6, A und Provitamine (Karotinoide), E	Kalium
Radieschen	C, Folsäure	Kalium
Rettich	C, Folsäure	Kalium, Kalzium, Magnesium, Eisen
Rhabarber	C, K	Kalium, Kalzium, Magnesium, Eisen
Rosenkohl	B1, B2, B6, Folsäure	Kalium, Magnesium, Phosphor, Eisen, Zink
Rote Bete	C, Folsäure	Kalium, Magnesium, Phosphor, Eisen
Rotkohl	E, K	Kalium, Kalzium, Magnesium, Eisen
Sauerkraut	C, B6	Kalium, Kalzium, Magnesium, Phosphor
Schwarzwurzel	B1, E	Kalium, Magnesium, Phosphor
Sellerie	B6, A und Provitamine (Karotinoide), K	Kalium, Kalzium, Phosphor, Eisen
Spargel	C, B1, Folsäure, Pantothensäure, K	Kalium, Magnesium, Phosphor, Eisen
Spinat	C, B1, B2, B6, A und Provitamine (Karotinoide)	Kalium, Kalzium, Magnesium, Phosphor, Eisen, Jod
Tomaten	C, B2, A und Provitamine (Karotinoide)	Kalium, Magnesium
Weißkohl	C, E, K	Kalium, Kalzium, Magnesium, Eisen
Wirsing	B1, B6, A, E und Provitamine (Karotinoide)	Kalium, Kalzium, Magnesium, Phosphor
Zucchini	B1, Folsäure, K	Kalium, Magnesium, Eisen
Zwiebel	C, Biotin	Kalium

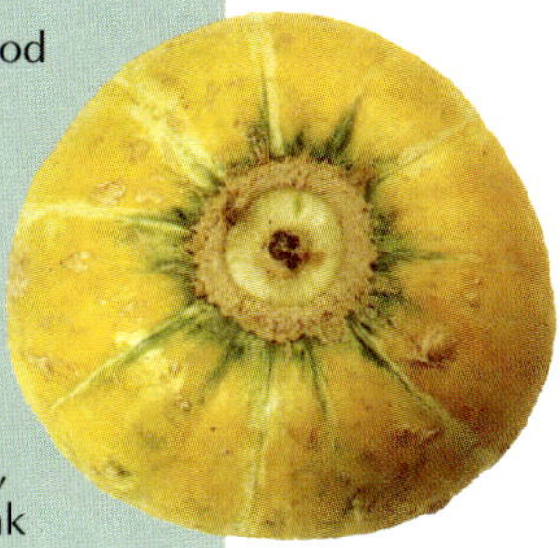

Wofür die Vitamine und Mineralstoffe in Obst und Gemüse gut sind:

Vitamin C	Aktiviert und reguliert den Stoffwechsel. Aufbauvitamin für Bindegewebe, Knorpel, Knochen und Zähne. Stärkt das Immunsystem. Beugt der Arterienverkalkung vor. Hilft dem Körper beim Entgiften.
Vitamin B1	Wichtig für die Energiegewinnung und die Funktion der Nerven.
Vitamin B2	Ist an der Energiegewinnung beteiligt und am Aufbau von Fettsäuren und Eiweiß. Schützt die Ummantelung der Nervenzellen.
Vitamin B3	Hilft bei der Reparatur von Schäden an der Erbsubstanz. Sorgt für die Energiebereitstellung und wirkt im Stoffwechsel von Kohlenhydraten, Fett und Eiweiß mit.
Vitamin B6	Wichtig für den Aufbau von Eiweiß und somit für das Wachstum. Auch für das Immunsystem und den Bau des roten Blutfarbstoffs von Bedeutung.
Folsäure	Spielt beim Aufbau von Erbsubstanz eine Rolle und wird daher überall dort gebraucht, wo sich Zellen teilen, z. B. in den Schleimhäuten.
Pantothensäure	Im Körper fast allgegenwärtig. Ist am Stoffwechsel und an der Energiegewinnung beteiligt. Außerdem wichtig für Schleimhäute, Haut und Haare.
Biotin	Im Stoffwechsel und bei der Energiegewinnung aktiv.
Vitamin B12	Hilft bei vielen Stoffwechselvorgängen. Erforderlich für die Blutbildung und für die Bildung neuer Zellen, d. h. für das Wachstum. Unterstützt das Immunsystem. Fördert die körperliche und geistige Leistungsfähigkeit.
Vitamin A	Augenvitamin und Wachstumsfaktor. Ermöglicht das Sehen in der Dämmerung, schützt Haut und Schleimhäute.
Karotinoide	Wirken Vitamin-A-ähnlich, denn sie können im Körper zum Teil in Vitamin A umgewandelt werden. Spielen bei der Informationsübermittlung zwischen den Zellen eine Rolle.

Vitamin D	Sorgt dafür, daß der Körper aus dem Darm Kalzium aufnehmen kann. Fördert den Einbau von Kalzium in die Knochen. Hat weitere Funktionen bei der Zellreifung und der Steuerung des Immunsystems.
Vitamin E	Schützt die Zellen vor Angriffen der Freien Radikale, indem es die aggressiven Verbindungen abfängt.
Vitamin K	Fördert die Blutgerinnung; ist beteiligt am Aufbau von Eiweiß für Blut, Niere und Knochen. Sorgt für stabile Knochen.
Kalium	Beeinflußt die Wasserverteilung im Körper. Notwendig zur Übertragung von Nervensignalen auf die Muskeln, für die Funktion der Muskeln selbst und das Säure-Basen-Gleichgewicht im Körper.
Kalzium	Macht Knochen und Zähne hart. Unverzichtbar für die Muskelfunktion, die Blutgerinnung und die Weiterleitung von Signalen im Nervensystem.
Magnesium	Viele Stoffwechselvorgänge sind auf diesen Mineralstoff angewiesen, vor allem solche, die Energie verbrauchen oder liefern. Die Muskeln und auch die Nerven brauchen Magnesium zum Funktionieren. Dem Knochen verleiht Magnesium Stabilität.
Phosphor	Unverzichtbar für den Knochen, außerdem für die Energiegewinnung und -verwertung. Bestandteil der Zellwand und des Erbguts in jeder Zelle.
Jod	Die Schilddrüse braucht Jod, um es in die Schilddrüsenhormone einzubauen.
Eisen	Zwei Drittel des Körpereisens stecken im roten Blutfarbstoff. Dieser Farbstoff in den roten Blutkörperchen ist der Sauerstoffträger. Daneben spielt Eisen bei weiteren lebenswichtigen Vorgängen eine Rolle.
Zink	Ist essentiell für den Stoffwechsel von Kohlenhydraten, Fett und Eiweiß. Ist wichtig für Wachstum, Wundheilung, ein effektives Immunsystem und den Geschmackssinn. Zusammen mit Vitamin A ermöglicht es das Sehen bei Dämmerung.

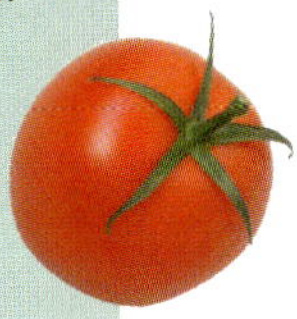

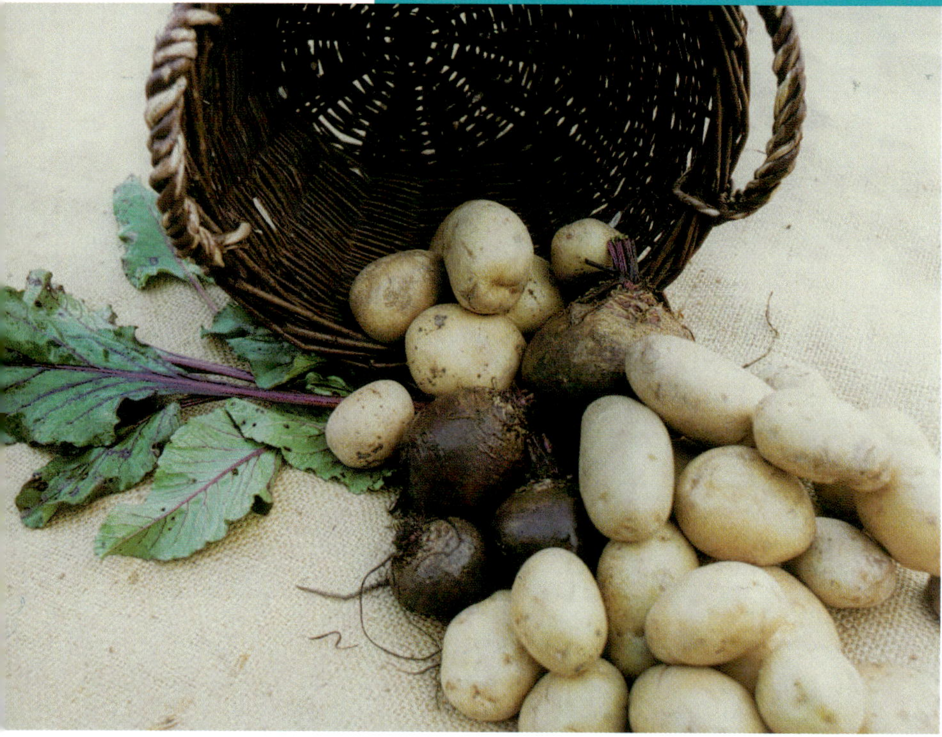

EURE NAHRUNGSMITTEL SOLLEN
EURE HEILMITTEL SEIN UND
EURE HEILMITTEL SOLLEN
EURE NAHRUNGSMITTEL SEIN.
HIPPOKRATES

Mangelerscheinungen

Kalium

Kalium ist für die Erregung von Muskel- und Nervenzellen unerläßlich. Vor allem durch häufige Durchfälle kann es zu Kaliumverlust kommen. Nur selten hingegen sind die typischen Kaliummangelerscheinungen. Eine ausreichende Flüssigkeitszufuhr kann zur Kaliumversorgung beitragen. Ausgiebiges Waschen von Gemüse und Kochen in viel Flüssigkeit vermindert den Kaliumgehalt und sollte daher vermieden werden.
Natürliche Quellen: Bananen, Kartoffeln, Magermilchprodukte, Obstsäfte, Kakaogetränke, Vollkornprodukte, Avocado, Aprikosen, Feigen.

Magnesium

Magnesium wirkt auf den Energiestoffwechsel und auf die Muskelkontraktion ein. Vor allem nach extensiven Dünndarmresektionen und chronischem Durchfall kann es zu Mangelsymptomen kommen. Diese treten jedoch erst bei einem ausgeprägten Magnesiummangel auf, weshalb Defizite in den meisten Fällen asymptomatisch bleiben. Bei leichtem Mangel kann täglich 1 x 250 mg Magnesium, z. B. als Brausetablette eingenommen werden.
Natürliche Quellen: Vollkornprodukte, Haferflocken, Naturreis, grünes Gemüse, Sesam, Sonnenblumenkerne, Nüsse, Bohnen, Erbsen.

Kalzium

Kalzium bildet das Grundgerüst der Knochen und reguliert unter anderem die Funktion von Nerven, Muskeln, Herz, Nieren und Lunge. Die Ursache für Kalziummangel kann im Albuminmangel gesucht werden, da dieses Protein für den Kalziumtransport im Blut verantwortlich ist. Es kann aber auch eine Malabsorption, Fettstuhl, Vitamin D-Mangel oder eine

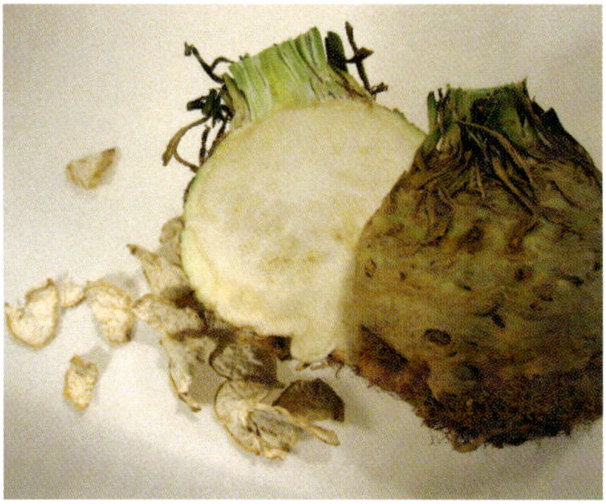

Kortikoidtherapie zugrundeliegen. Nicht zuletzt kann das Meiden von Milchprodukten bei Laktoseunverträglichkeit oder eine ausgeprägte Mangelernährung durch restriktive Diäten zu Kalziummangel führen. Kalziumpräparate sollten möglichst zwischen den Mahlzeiten beziehungsweise nüchtern eingenommen werden (zum Beispiel 2 x 500 mg täglich). Die gleichzeitige Einnahme von Eisenpräparaten hemmt unter Umständen die Kalziumaufnahme. Im Alter wird weniger Magensäure produziert, darum werden Präparate mit Kalziumlaktat, -citrat oder -gluconat besser aufgenommen als Kalziumcarbonat oder -phosphat.
Natürliche Quellen: Hartkäse, Ölsardinen, Weichkäse, Milchschokolade, Feigen, Haselnüsse, Grünkohl, Petersilie.

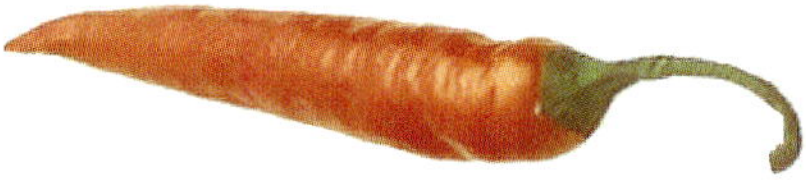

Vitamin A

Vitamin A ist am Sehvorgang und an der sexuellen Reifung sowie der Fortpflanzung beteiligt. Die Konzentration des Vitamin A-Vorläufers ß-Carotin ist bei chronisch entzündlichen Darmerkrankungen (CED) durch Fettmalabsorption regelmäßig vermindert. Ursache für den Vitamin A-Mangel ist eine gestörte Fettresorption im Darm, weshalb oftmals der Vitamin E-Spiegel gleichzeitig vermindert ist. Auch ein übermäßiger Proteinabbau im Körper, der auch das Vitamin A-Transportprotein im Blut betrifft, kann einem Mangel zugrundeliegen. Bei erfolgreicher Therapie der CED normalisiert sich der Vitamin A-Spiegel zumeist von alleine. Eine Ergänzung mit Vitamin A-Präparaten

sollte nur in Absprache mit dem Arzt und nicht bei Schwangeren und Leberkranken erfolgen! Alternativ kann unter Umständen auf ß-Carotin-Präparate zurückgegriffen werden.
Natürliche Quellen: Leber, Weichkäse, Frischkäse, Emmentaler, Butter, Margarine, Aal, Thunfisch, ß-Carotin in Karotten, Tomaten, Brokkoli, rote Paprika, Mango, Aprikosen.

Vitamin D

Vitamin D ist durch Einwirken auf den Kalzium- und Phosphathaushalt am Knochenstoffwechsel beteiligt und schützt vor Tumoren. Es wird einerseits mit der Nahrung aufgenommen und andererseits bei ausreichender Sonnenbestrahlung vom Körper selbst gebildet.
Vitamin D-Mangel gilt als Risikofaktor für die Entstehung von Knochenstoffwechselstörungen wie Knochenschmerzen, Knochenerweichung und Muskelschmerzen. Ergänzungen von Vitamin D sollten nur nach sorgfältiger Risikoabwägung stattfinden, da das Vitamin eine hohe Giftigkeit aufweist. Regelmäßiger Aufenthalt in der Sonne oder spezielle UV-Lampen können dazu beitragen, einen Vitamin D-Mangel zu vermeiden oder zu beheben.
Natürliche Quellen: Fisch (Sardinen, Lachs, Hering), Krabben, Butter, Sahne, Käse.

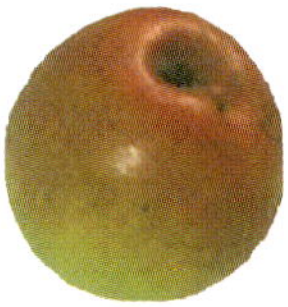

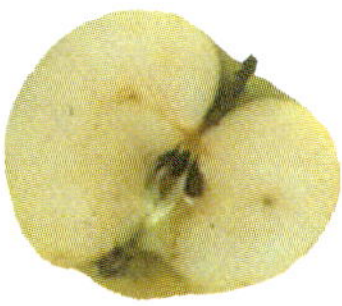

Vitamin E

Vitamin E ist ein Antioxidans. Das bedeutet, daß es Zellbestandteile vor Oxidation durch freie Radikale bewahrt. Zudem schützt es vor Arteriosklerose und Tumoren. Die Serumspiegel sind in erster Linie vom Blutfettgehalt abhängig.
Natürliche Quellen: Sonnenblumen- und Maiskeimöl, Margarine, Erd- und Haselnüsse, Mandeln, unverarbeitete Zerealien.

Vitamin K

Vitamin K ist an der Blutgerinnung und am Knochenstoffwechsel beteiligt. Durch Fettmalabsorption und Verwendung von Breitspektrumantibiotika kann es theoretisch zu Vitamin K-Mangel kommen. Symptom eines solchen Mangels ist eine verminderte Blutgerinnung.
Natürliche Quellen: Grüne Blattgemüse, Grünkohl, Sauerkraut, Spinat, Rosenkohl, Sojabohnen und -öl, Brokkoli, Sonnenblumenkerne und -öl, Butter, Quark, Eier.

Vitamin B12

Vitamin B12 greift in alle Zellwachstums- und -teilungsprozesse ein. Defizite werden vor allem nach Resektionen des Ileums (des Dünndarmendes) beobachtet, da Vitamin B12 im Gegensatz zu anderen Vitaminen nur hier absorbiert werden kann. Bakterielle Überbesiedelung des Darms und Fisteln können ebenfalls zu Mangelerscheinungen beitragen. In diesen Fällen kann ein Vitamin B12-Mangel nicht mit oralen Präparaten behoben werden. Hier sind regelmäßige Injektionen durch einen Arzt sinnvoll.
Natürliche Quellen: Lebensmittel tierischen Ursprungs (Fleisch, Fisch, Eier, Milchprodukte), vergorene Lebensmittel (Sauerkraut, Miso).

Vitamin C

Das auch Ascorbinsäure genannte Vitamin
ist ebenfalls ein Antioxidans. Es kann andere Antioxidantien (z. B. Vitamin E) regenerieren, die Eisenresorption aus der Nahrung fördern und ist an der Bindegewebsbildung beteiligt.
Schwangere sollten ebenfalls vorsichtig mit einer Vitamin C-Supplementation umgehen, da es bei hoher Dosierung zu Entzugserscheinungen beim Neugeborenen kommen kann.
Natürliche Quellen: Fleisch, Fisch, Eier, Milchprodukte, Sauerkraut, Miso.

Eisen

Eisen transportiert im Blut den Sauerstoff und greift unter anderem in Vorgänge des Immunsystems ein. Durch Malabsorption und Blutungen im Darm besteht bei Chronisch entzündlichen Darm-erkarnkungen stets die Gefahr eines Eisendefizits.
Eisen in Lebensmitteln tierischer Herkunft ist für den Körper besser verfügbar. Der gleichzeitige Verzehr von Orangensaft (Vitamin C- und säurereich) verbessert die Eisenverwertbarkeit aus der Nahrung (für weitere Faktoren, die die Eisenresorption aus der Nahrung beeinflussen, siehe Tabelle unten).
Im Rahmen akuter Entzündungen sollten auf Grund der möglichen Neben-wirkungen (Diarrhö, Bauchschmerzen, Erbrechen, Verstopfung, schwarzer Stuhl) keine oralen Eisenpräparate eingesetzt werden.
Die intravenöse Gabe von Eisen kann starke Verluste effektiver ausgleichen als die Einnahme oraler Präparate. Sie birgt jedoch die Gefahr allergischer Reaktionen. Da bei CED auch die Neubildung der roten Blutkörperchen gehemmt ist, kann gleichzeitig zur Gabe von Eisenpräparaten die Injektion des Blutbildungshormons Erythropoietin sinnvoll sein. Im Verlauf einer Eisensupplementation sollte zumindest der Hämoglobinwert überprüft werden.
Natürliche Quellen: Mischkost mit Fleisch, Fisch und Vitamin-C-haltigen Lebensmitteln.

Faktoren, die die Eisenresorption beeinflussen

Faktoren, die positiv auf die Eisenversorgung wirken	Faktoren, die negativ auf die Eisenversorgung wirken
Fleisch (Rind, Fisch, Geflügel) Zitrusfrüchte, Tomaten, Weißwein (in kleinen Mengen), Vitamin C	Antazida, Kalziumpräparate, Eier, Tee, Kaffee, Phosphat, Zinksupplemente, Bikarbonat, Phytat (in Vollkornprodukten enthalten), Oxalat (z. B. in Rhabarber, Mangold, Spinat enthalten)

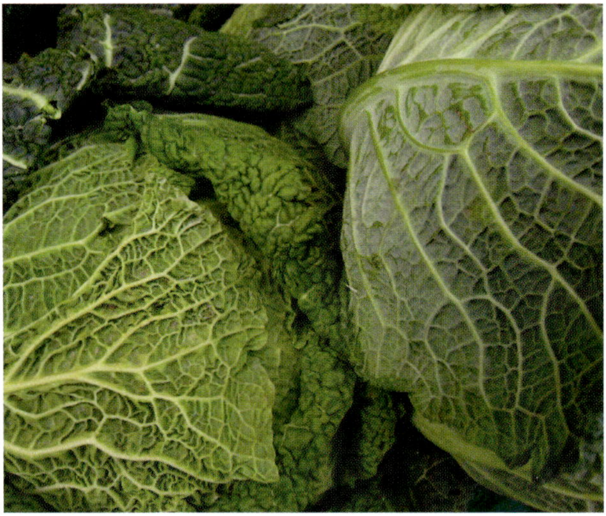

Folsäure (Folat)

Folat ist für Zellteilungs- und -wachstumsvorgänge verantwortlich und ist an der Synthese der DNA-Bausteine, am Fettstoffwechsel und der Blutbildung beteiligt. Da ein Zusammenhang zwischen niedrigem Folatgehalt der roten Blutkörperchen und dem gehäuften Auftreten von Dickdarmtumoren besteht, ist eine folatreiche Ernährung unbedingt notwendig.
Natürliche Quellen: Tomaten, Kohlarten, Spinat, Salat, Gurke, Naturreis, Hülsenfrüchte.

Selen

Selen, das im Körper als Antioxidans vor oxidativem Streß und auch vor Tumoren schützt, wird durch Entzündungsreaktionen verbraucht. Vor allem bei MC-Patienten (ca. 40 Prozent), jedoch kaum bei CU-Patienten, sind niedrige Selenserumspiegel zu verzeichnen. Besonders bei extensiven Darmresektionen sinkt der Selenspiegel. Auf Grund der hohen Toxizität des Selens sollte jedoch keine unkontrollierte Substitution erfolgen! Dosierung und Dauer einer Supplementierung sind vom Schweregrad des Mangels abhängig.
Natürliche Quellen: Fisch, Innereien, Muskelfleisch, Eier, Körner, Zerealien, Milchprodukte.

Carnitin, das Wunderenzym

Ein körpereigener Nährstoff überzeugt nicht nur Sportler: L-Carnitin, eine Substanz, die die Leistung steigert und dauerhaft Körperfett abbaut, ergänzt ideal das Diät- und Bewegungsprogramm bei Übergewicht. Kein Wunder, daß die Powersubstanz bei immer mehr Frauen und Männern, die abnehmen wollen, zum ständigen Begleiter wird. Inzwischen erobert es auch die Anti-Aging-Medizin.
In der neuesten wissenschaftlichen Forschung treten außergewöhnlich eindrucksvolle Ergebnisse zu Carnitin in den Mittelpunkt. Sie betreffen nicht nur den immunologischen Stoffwechsel, sondern auch die Zell- und Stoffwechselverjüngung.

Carnitin ist seit vielen Jahren bekannt. Um die vorige Jahrhundertwende ist es als »Liebigs Extrakt« eingesetzt worden.
Unser Organismus stellt in Leber und Nieren aus den Aminosäuren Lysin und Methionin L-Carnitin selbst her. Voraussetzung dafür ist die optimale Unterstützung von Enzymen, Eisen sowie den Vitaminen B6, B12, Folsäure und Niacin.
Der Mangel eines dieser Stoffe kann schon die Carnitin-Produktion einschränken. Im Blut wird L-Carnitin zu jenen Geweben transportiert, die es für ihren Energiestoffwechsel benötigen. Das sind die Muskeln einschließlich das Herz. Von dort transportiert L-Carnitin Fett, das ohne diesen Stoff nicht verbrannt werden kann, in Form von Fettsäuren direkt in die Energiezentren der Muskelzellen (Mitochondrien), wo sie der Verstoffwechselung zu schlackfreier Energie zur Verfügung gestellt werden. Am Ende entsteht ATP.

Der Herzmuskel nutzt ausschließlich dieses Energieprinzip und treibt unaufhörlich ein Leben lang das Blut durch die 100.000 km langen Rohrleitungssysteme, aus denen unser Kreislauf besteht. 7.000–8.000 Liter Blut strömen täglich durch die Herzkammer eines Herzens – einer Pumpe, die durch Carnitin und essentielle Fettsäuren angetrieben wird. Fortlaufend versorgt sie den Organismus mit Sauerstoff, Nähr- und Brennstoffen, die er für seine Funktionen braucht. Noch einmal in Zahlen: Dieses Energiewunder pumpt in einer durchschnittlichen Lebensspanne 178.850.000 Liter Blut mit 2.575.440.000 Schlägen durch den Körper, ohne dabei zu ermüden.

Die Substanz L-Carnitin
- optimiert den Fettstoffwechsel und hält so den Gesamtkörperfettgehalt niedrig
- erhöht die Aufnahme von Sauerstoff und verbessert damit die Leistungsfähigkeit
- steigert die Durchblutung des Herzens, wodurch die Herzfrequenz bei Belastung sinkt
- erhöht die Aktivität verschiedener Zellen im Immunsystem und wirkt damit positiv auf die Abwehrkräfte. Die Infektanfälligkeit sinkt.

Bislang ging man davon aus, daß die Zufuhr von bis zu 1 g Carnitin täglich höchste Effizienz erwirken kann. Der Abschluß der langjährigen wissenschaftlichen Untersuchungen zu Carnitin an der Universität Wien hat nun eine echte Sensation hervorgebracht.

Bei der Zufuhr von 3 g Carnitin täglich kommt es nach einer kurmäßigen Anwendung zu einer Stoffwechselverjüngung von bis zu 15 Jahren. Dies betrifft hauptsächlich den Leberstoffwechsel mit Folgen für Diabetes und Fettstoffbelastung sowie den Harnsäurezyklus. Eigene Untersuchungen haben diesen Effekt nun eindeutig belegt.

Besonders effektiv ist eine Kombination mit dem Mineralstoff Magnesium, einem wichtigen Informationsvermittler zwischen Muskulatur und Nerven. Magnesium ist unersetzbar, um

Killerzellen zu aktivieren. Ohne diese Substanz kann das Immunsystem Krankheiten nicht abwehren. Diese Kombination liegt jetzt in dem flüssigen Nahrungsergänzungspräparat Carnebolan® vor. Ein Trinkfläschchen wird einfach in Wasser gelöst und morgens zum Frühstück eingenommen. Mit 1000 mg L-Carnitin und 100 Milligramm Magnesium garantiert es eine ausreichende Konzentration an L-Carnitin und ergänzt die tägliche Versorgung mit Magnesium aus der Nahrung. Bei der Verwendung von Carnebolan ist bei der Anwendung von 3 x 1 Trinkampulle pro Tag schon nach vier bis sechs Wochen ein beeindruckender immunologischer Effekt zu messen. Die klinischen Symptome verbessern sich ebenfalls wesentlich. Als außergewöhnlich wirkungsfördernd hat sich darüber hinaus die Kombinationskur von Carnebolan 3 x 1 Ampulle täglich mit Superbolan, einer Aminosäuresubstitution, 1 x 1 Ampulle erwiesen.

Zu empfehlen ist Carnebolan® zudem für Vegetarier, da L-Carnitin natürlicherweise und in nennenswerten Mengen nur in Schaf- und Rindfleisch vorkommt (210 bzw. 60 Milligramm pro 100 Gramm Frischfleisch).
Aus diesem Grunde wollen wir nun dieses erfolgreiche Konzept auch bei chronischen Erkrankungen als Basistherapie einführen. Eine kurmäßige Anwendung ist sinnvoll.

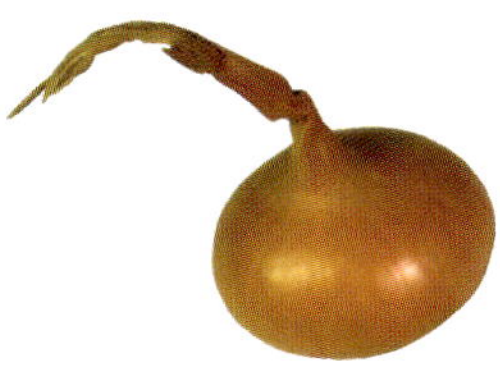

Der Entschlackungstag

Gut bewährt hat sich der Entgiftungstag einmal pro Woche. Er kann an einem speziellen Tag, z. B. freitags oder noch besser montags, auf alle Fälle nach ausführlichen Gelagen sinnvoll sein.

An diesem Tag sollte gar nichts Festes gegessen werden. Wichtig ist dabei die Entsäuerung des Organismus. Dies gelingt am einfachsten mit einer Basenbrühe, die nach Belieben warm oder im Sommer auch kalt getrunken wird.

Basenbrühe

MAN VERWENDET DAFÜR:
1 Liter Wasser
3 mittelgroße Kartoffeln
1 Karotte
1 großes Stück Sellerie

Das Gemüse klein schneiden und im Dampfkochtopf 20 Minuten kochen. Kein Salz verwenden, eventuell Petersilie. Das Gemüse wird verworfen und nur das Gemüsewasser getrunken.

Die Basenbrühe muß täglich frisch zubereitet werden. Sie kann auch als kontinuierliches Getränk über mehrere Wochen oder auch über drei Monate zur Entschlackung getrunken werden und ist als wahre Wunderbrühe zu bezeichnen.

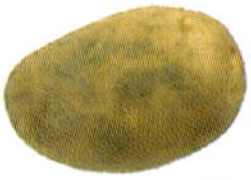

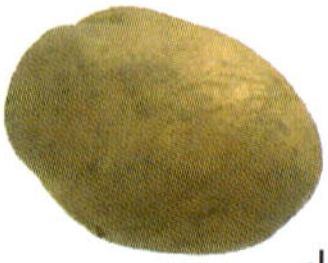

Diese Brühe wurde entwickelt, um den Oganismus zu entsäuern. Durch eine basische Ernährung scheiden Sie vermehrt Flüssigkeit aus (bis zu 2 Liter mehr). Achten Sie deswegen bei der Zusammenstellung Ihrer Kost auf hohen Mineral- und Vitamingehalt.

Weitere Entschlackungsgetränke sind:

Heißes Wasser

Trinken Sie tagsüber heißes Wasser, köcheln Sie es morgens für etwa zehn Minuten auf kleiner Flamme mit offenem Deckel und bewahren Sie es in einer Thermoskanne auf. Davon trinkt man etwa halbstündlich zwei bis drei Schlucke oder auch mehr, je nach Bedarf. So werden Stoffwechselschlacken gelöst und ausgeschieden.

Reiswasser

Kochen Sie eine Handvoll gewaschenen Basmatireis in 2–3 Litern Wasser, bis er ganz weich ist und zu schmelzen beginnt. Der Reis wird abgefiltert und die Flüssigkeit in einer Thermoskanne aufbewahrt. Davon trinkt man über den Tag verteilt immer ein paar Schlucke. Man kann sie mit etwas Steinsalz, schwarzem Pfeffer und Ingwer schmackhaft würzen. Auch kann frischer Ingwer mitgekocht werden. Zum Würzen eignen sich Kreuzkümmel (Cumin), Gelbwurz (Curcuma) und Koriander. Dieses Getränk ist ideal geeignet, Hungergefühle zu mindern.

Getränke aus Weizen oder Gerste

Eine Handvoll geschroteter biologischer Weizen oder Gerste wird etwa eine Stunde in 2–3 Litern Wasser gekocht und abgeseiht. Die Flüssigkeit in einer Thermoskanne aufbewahren. Dieses Getränk kann zwischen den Mahlzeiten bei Hunger getrunken werden.

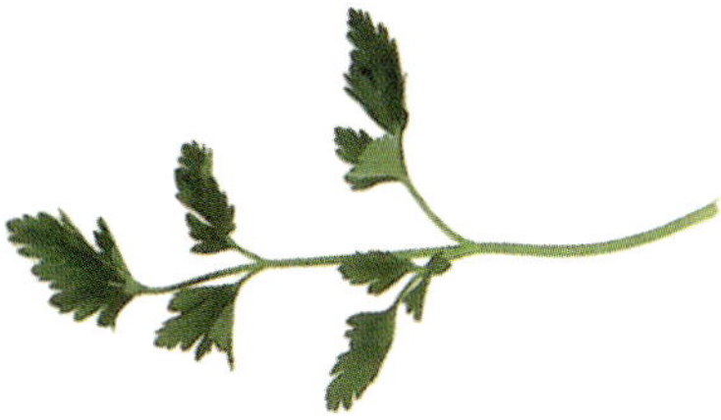

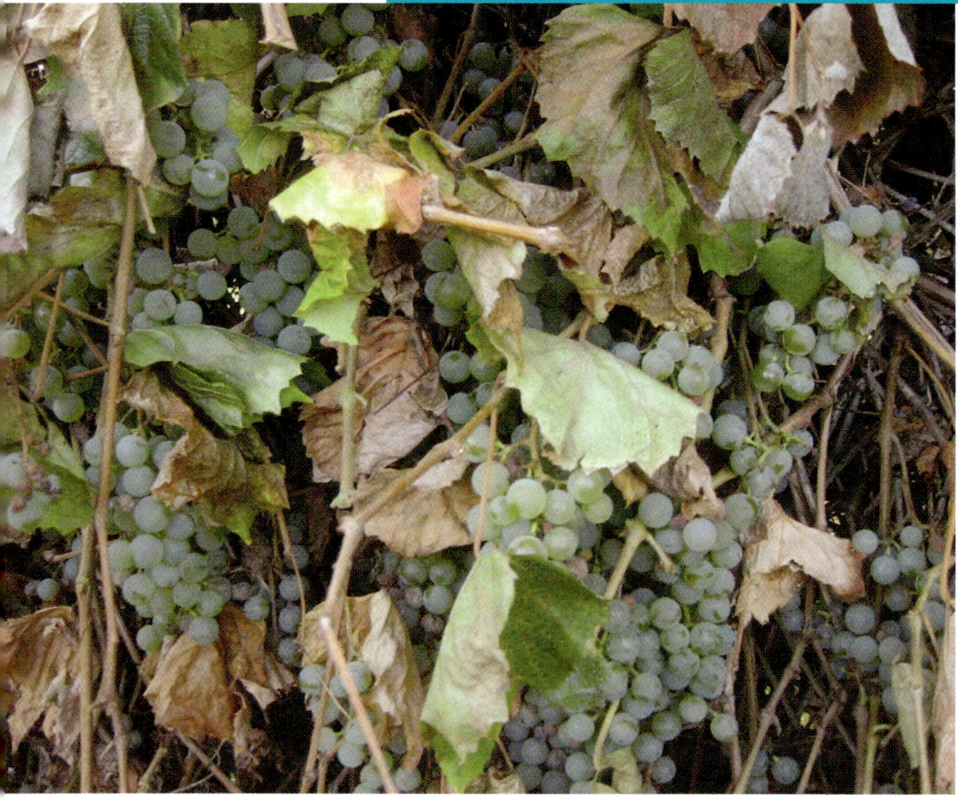

EINE ENTSCHLACKENDE, LEICHTE
ERNÄHRUNG STIFTE FRIEDEN.

Wunderkur für ein langes, gesundes Leben: Die Superdiät

Schon Basilius der Große hat in seinen Predigten immer wieder die heilsame Wirkung von Speisen auf Leib und Seele betont. Er war davon überzeugt, daß ein Körper, der sich mit mäßiger und leichter Kost begnügt, eher von Krankheiten verschont bleibt, als einer, der sich mit vielen köstlichen Speisen überlädt. Eine entschlackende, leichte Ernährung stifte Frieden. Sie stärke das innere Gefühl und bewege den Menschen die Liebe zum Geld, zu überflüssigen Dingen und im allgemeinen die Neigung zu Feindseligkeiten aufzugeben. Und so mag es denn wohl auch sein:

Wer Gesundheit hat, hat Hoffnung,
wer Hoffnung hat, hat alles.

Unsere Superdiät wurde den strengen Regeln alter und moderner medizinischer Kenntnisse entsprechend entwickelt. Sie beinhaltet grundlegende Gesetze der Entschlackung, Entgiftung und Ausleitung. Dieser Prozeß stärkt den Charakter, macht freier, führt zu innerer Klarheit, verhilft zu neuer Lebenseinstellung, reduziert Übergewicht, verjüngt und ist die beste Gesundheitsvorsorge. Sie gibt Kraft und Energie und entlastet die Verdauungsorgane.

Unsere Diät orientiert sich an fünf zentralen Gesichtspunkten:

1. kalorienarme Nahrungsmittel, die den Körper basisch halten
2. Zufuhr von hochwertigen basischen Gemüsen und Kräutern mit reinen hochwertigen Vitamin- und Spurenelementen sowie Radikalfängern
3. Enzyme zum Fettabbau
4. faserreiche Ballaststoffe zur Entgiftung
5. Zufuhr schlackfreier Energie

Praktische Durchführung:

Starten Sie mit einem Safttag. Trinken Sie nur frisch gepreßte Säfte, um das Hungergefühl zu mindern. Alternativ können Sie auch nur Obst, z. B. Trauben (3 Pfund), essen. Trinken Sie ausreichend Basenbrühe, warmes Wasser, Brennesseltee oder Kombucha.

Zum Frühstück (nicht vor 9.00 Uhr) nehmen Sie Tee, Basenbrühe, Kombucha, Gingko, Kefir und Obst unbegrenzt zu sich.

Mittags oder auch abends genießen Sie das unter medizinischen Gesichtspunkten entwickelte Gericht von Starkoch Christian Jürgens.

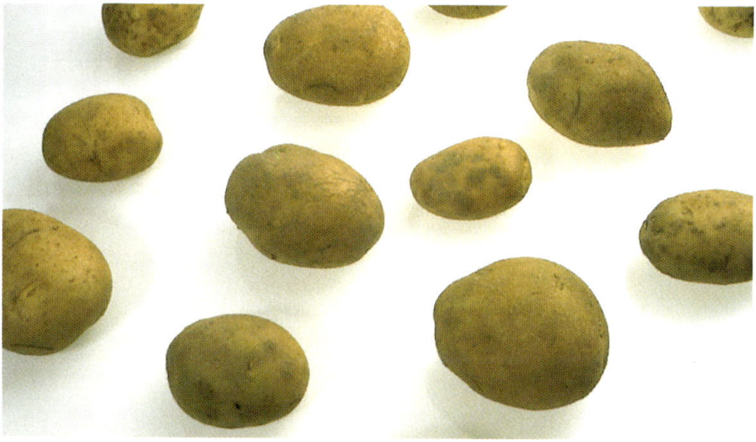

Zu Abend, jedoch wenn möglich nicht später als 19.00 Uhr, genehmigen Sie sich eine Kartoffelsuppe oder einen Kartoffelschnee (unbegrenzt). Beides können Sie verfeinern, indem Sie klein gewürfeltes basisches Gemüse wie Karotten, Petersilienwurzel oder Sellerie kurz blanchieren und dann in ganz wenig

Öl knackig braten. Verwenden Sie es als Suppeneinlage oder mengen Sie es unter das Kartoffelpüree, dazu passen reichlich Kräuter zum Würzen (Petersilie, Dill, Rosmarin, Thymian, Kerbel etc).

Während der Entschlackungskur können Sie den Fettabbau fördern, indem Sie pro Tag 3 Gramm Carnitin zu sich nehmen. Carnebolan-Trinkampullen sind besonders gut, weil das darin enthaltene Magnesium den Stoffwechsel zusätzlich anregt.

Starten Sie die Entschlackungskur mit leichten Bewegungsübungen und steigern Sie diesen Sport täglich, bis Sie am Ende einen gemütlichen leichten Dauerlauf von 20 Minuten durchhalten. Sie sollten dabei leicht schwitzen.

Erwünscht sind außerdem alle entschlackungsfördernden Maßnahmen wie Dampfbad, Sauna oder Schwimmen. Kaufen Sie sich heilendes Meersalz, dann mischen Sie es mit Olivenöl und Zitronensaft und reiben einmal pro Woche den gesamten Körper mit kreisenden Bewegungen ein (Schleimhautareale aussparen). Anschließend duschen Sie sich gründlich ab. So haben Sie durch ein Peeling alle Poren zur Giftausleitung geöffnet.

Unser Ziel ist es, ein neues Bewußtsein zur Ernährung zu ermöglichen. Wir werden deswegen im Rahmen des gesamten Rezeptteils immer wieder neue Aspekte beschreiben. Eine veränderte Einstellung zur Ernährung ermöglicht uns auch, einen neuen Lebensplan zu entwickeln.

Am Ende dieser Kur sind Sie munterer, frischer, leistungsfähiger und freier!

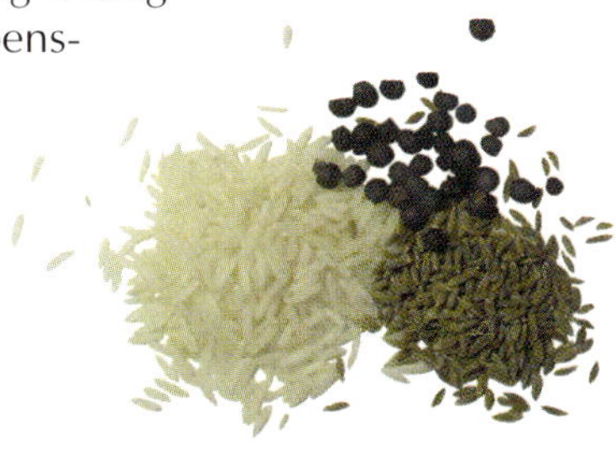

9.00 Uhr	13.00 Uhr	18.00 – 19.00 Uhr
Frühstück	**Mittag**	**Abend**
Basenbrühe Kefir Kombucha Gingko	Kartoffelsalat	Kartoffelsuppe Kartoffelpüree
Obst	Obst	Obst
1 Trinkampulle Carnebolan	1 Trinkampulle Carnebolan	1 Trinkampulle Carnebolan
	KEFIR KOMBUCHA GINGKO	
	BASENBRÜHE	

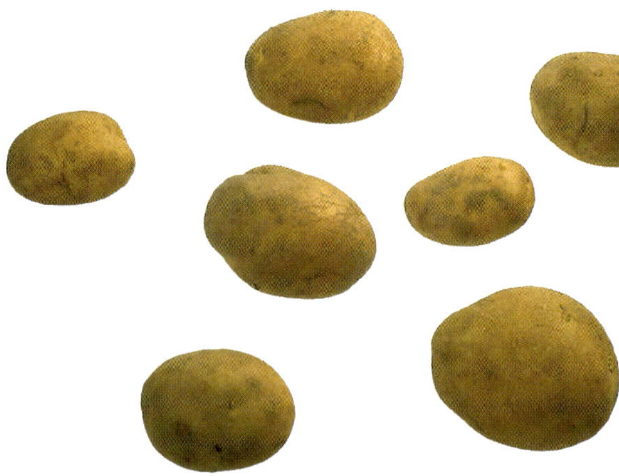

Rezept Basenbrühe

(siehe Entschlackungstag, S. 68)

MAN VERWENDET DAFÜR:

1 Liter Wasser
3 mittelgroße Kartoffeln
1 Karotte
1 großes Stück Sellerie

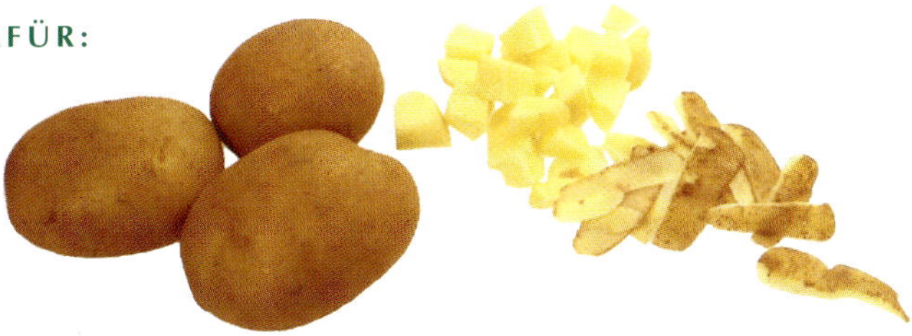

Rezept Kartoffelsuppe

ZUTATEN:

2 geschälte Kartoffeln (ca. 200 g, je nach Kartoffelsorte) in kleine Stücke geschnitten; 1/2 l kräftig abgeschmeckte Geflügelbrühe; Muskat, frisch gerieben; Thymian, frisch gehackt; evtl. etwas frischer Majoran; fein geschnittener Schnittlauch; evtl. ein Tupfer weißes Trüffelöl; Pfeffer aus der Mühle; etwas Salz zum Kochen der Kartoffeln

ZUBEREITUNG:

Die Kartoffeln in leicht gesalzenem Wasser weich kochen, danach etwas ausdampfen lassen und durch die Kartoffelpresse drücken. Mit der heißen, gut abgeschmeckten Geflügelbrühe (je nach gewünschter Konsistenz) aufgießen und mit einem Stabmixer gut durchpürieren. Mit einem Tupfer Muskat und den frisch gehackten bzw. geschnittenen Kräutern abschmecken und je nach Geschmack mit einem Tupfer weißem Trüffelöl abschmecken.
Bitte beachten Sie, daß aufgrund des unterschiedlichen Stärkegehalts der Kartoffelsorten die Mengenangaben der Brühe nur ungefähre Angaben sein können.

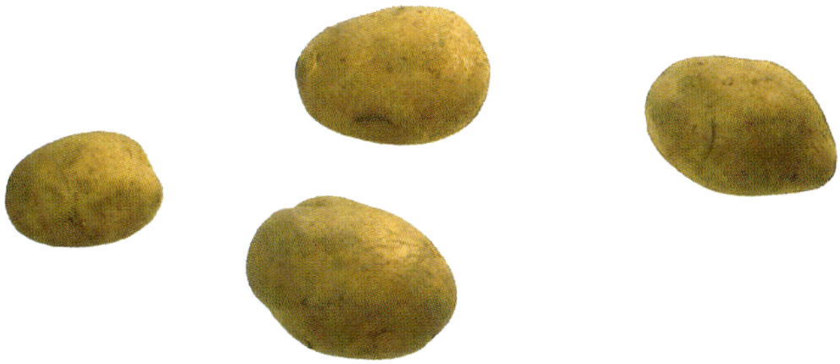

1. TAG: Das Wunder der Basen

MOTTO DES TAGES

Wenn Du Deine Hände mit Gold füllen willst, mußt Du vorher die Steine, die Du darin hältst, loslassen

Ofenkartoffel mit Kräuterquark und kleinem gemischten Salat

ZUTATEN:

(für eine Person) 1 mehlig kochende Kartoffel; 1/2 Knoblauchzehe, in feine Würfel geschnitten; 1 Chilischote, feingeschnitten; 1 mittelgroße Zwiebel, in feine Würfel geschnitten; etwas Thymian; Rosmarin; Paprikapulver, vorzugsweise edelsüß; wenig grobes Meersalz

ZUBEREITUNG:

Die Ofenkartoffel sorgfältig reinigen und mehrfach mit einer Gabel einstechen. Ein ausreichend großes Stück Alufolie mit dem Olivenöl bepinseln und dann mit den Zutaten bestreuen. Die Kartoffel in die Alufolie einwickeln, auf ein Backblech legen und bei ca. 220 Grad in den vorgeheizten Backofen schieben. Garzeit: ca. 1 bis 1 1/2 Stunden, je nach Größe der Kartoffel.

Die Paprikawürfel und die Frühlingszwiebeln kurz in Olivenöl anbraten und abkühlen lassen. Die anderen Zutaten bis auf die Radieschen mit dem Quark verrühren und zum Schluß die Paprika sowie die Frühlingszwiebeln dazugeben. Die Kartoffel nach dem Garen kreuzweise einschneiden, etwas auseinanderbrechen und mit dem Dip füllen sowie mit den Radieschen bestreuen.
Dazu den kleinen gemischten Salat mit Vinaigrette.

FÜR DEN DIP:

120 g Quark, 0 Prozent Fett; Kerbel; Petersilie; Dill; Schnittlauch; Cayennepfeffer; etwas abgeriebene Zitronenschale; Pfeffer aus der Mühle; 50 g Paprika, in feine Würfel geschnitten; 3 Lauchzwiebeln, in feine Würfel geschnitten; 4 Radieschen, fein geschnitten
1 Salat, Ihrer Wahl mit Vinaigrette (Essig und Öl), ungezuckert

Die Kartoffel ist eine Knolle voller Kraft. Sie hat sehr wenig Kalorien und ist der Garant für einen basischen Stoffwechsel. So kommt es bei einer kartoffelorientierten Diät zu permanenter Entwässerung, Entschlackung und Entgiftung. Kartoffeln entwässern nicht nur den Körper, sie vertreiben auch Verstopfung und sind Bestandteil einer allergiearmen Ernährung. Das Immunsystem wird außerdem unterstützt. Neben viel Ballaststoffen enthält die Kartoffel hauptsächlich Kalium, das Herz und Kreislauf positiv antreibt. Zink, Vitamin B6 und Vitamin C sind ebenfalls vorhanden. Dr. Zimmermann vom Naturheilkundeklinikum stellte fest, daß bei Wassereinlagerungen durch Herzinsuffizienz die basische »Kartoffeldiät« einen Entwässerungseffekt von 30 Litern in zwei Wochen bewirkt.

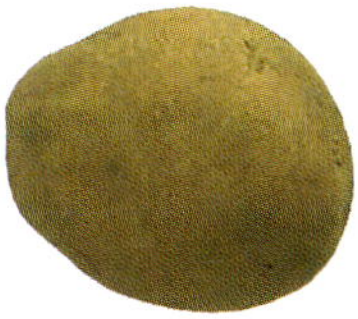

Weitere starke Basen sind Keimlinge, Avocado, schwarzer Rettich, frische Oliven, Kohlrabiknolle, Feldsalat, Endivien, Kopfsalat, Sellerieblätter, Cichorienwurzel, Rote Bete, Karotte, Gurke, Topinambur, Zuckerrübe, Dill, Petersilie, Schnittlauch, Löwenzahn, Papaya, Melone, Mango, Kastanien, Feige, Korinthen.

Mit unserem Rezept wird durch die Ofenkartoffel in Kombination mit der Basenbrühe die Durchflutung der Zelle und die Entwässerung des Körpers stark angeregt. Aus diesem Grund ist es wichtig, ausreichend zu trinken, z. B. wie empfohlen Kombucha, Kefir und Gingko sowie Basenbrühe.

Die im Rezept vorgesehenen Gewürze und Heilkräuter führen in sehr hoher Konzentration lebenswichtige Vitamin- und Spurenelemente sowie immunologisch aktive Substanzen zu: Vitamin A, B, C, E, Kalium, Eisen, Folsäure, Mangan, Niacin, Flavonoide, alkalische Fettsäuren, Thymol und ätherische Öle. Außerdem sorgt eine Menge Ballaststoffe zusätzlich für die Entgiftung. Radikalfänger aus abgeriebener Zitronenschale schützen die Zellen vor Angriffen, während Knoblauch antiseptisch wirkt und die Durchblutung erhöht. So werden im wahrsten Sinne des Wortes die Zellen und das Gewebe mit hochwertigsten, immunologisch aktiven Stoffen reingewaschen.

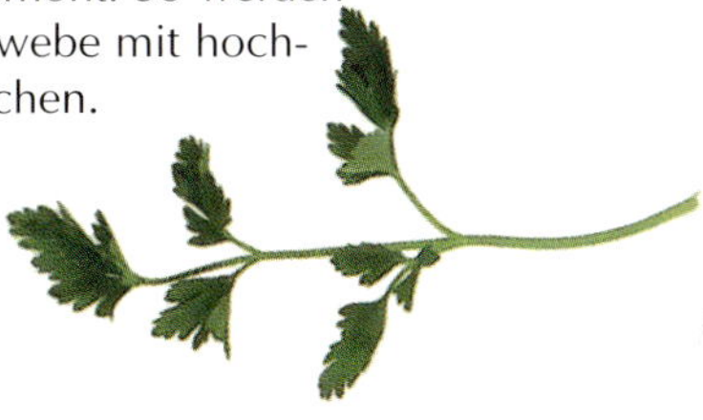

2. TAG: Das Wunder der Ballaststoffe

MOTTO DES TAGES
Ohne innere Kämpfe kommt man nicht ans Ziel

Lauwarmer Keniabohnensalat mit Schalotten und gegrillten Austernpilzen

ZUTATEN:
(für eine Person)
250 g Bohnen;
3 Schalotten, in feine Würfel geschnitten;
100 g Austernpilze;
etwas junger Balsamico, $1/2$ Jahr alt;
etwas 8jähriger süßlicherer Balsamico; kretisches Olivenöl;
etwas Thymian

ZUBEREITUNG:
Die Bohnen putzen und waschen. In leicht gesalzenem Wasser abblanchieren. In Eiswasser ganz kurz abschrecken und die noch lauwarmen Bohnen mit den Schalottenwürfeln, den Essigen, Olivenöl und dem Thymian marinieren.
Mit wenig Salz und etwas Pfeffer würzen. Die Austernpilze in einer Teflonpfanne ohne Fett grillen, mit Pfeffer, wenn zur Hand etwas Chilischote und wenig Salz würzen.
Paprikapulver verleiht den Austernpilzen die gewisse Note. Sie können beim Grillen zum Schluß auch etwas fein geschnittenen Knoblauch dazugeben – achten Sie aber darauf, daß er nicht verbrennt, da er sonst bitter wird.

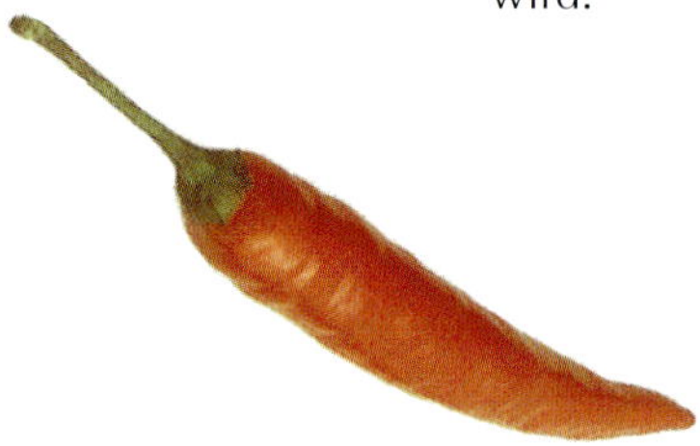

Am 2. Tag der Diät nehmen wir sehr viel Ballaststoffe (Bohnen) zur Reinigung des Darmes zu uns. Was am Vortag die Kartoffel mit ihrer basischen Wirkung für die Flüssigkeitsausscheidung geleistet hat, veranlassen heute die Bohnen in Kombination mit der Zwiebel und den Pilzen für dem Darm. Die Bohne wurde angeblich schon vor 6.000 Jahren in den Anden und Mexiko als Gemüse kultiviert und auch in Europa während des ganzen Altertums hoch geschätzt. Sie enthält viel Chlorophyll, sehr wertvolle komplexe Kohlenhydrate, mit denen wir Eisen, Kalium, Calcium, Magnesium und Phosphor aufnehmen. Außerdem sind Niacin, Folsäure, Pantothensäure und Vitamin C sowie glukokenine Stoffe, die eine insulinähnliche Wirkung haben, vorhanden. Da so die Insulinausschüttung gesenkt wird, fällt ein echter Dickmacher weg. Wichtig sind noch vor allem die Bioflavone wie Quercetin, das z. B. das Vitamin C vor der Zerstörung im Körper bewahrt und krebshemmende Stoffe schützt. Ähnlich wie Kohl ist die Bohne relativ kalorienarm, hat viel Ballaststoffe und fördert die Reinigung, in diesem Falle des Darms. Die Verdauung wird angeregt und die Enzyme der Bohne führen zu vermehrter Blutbildung. Diese werden als Zündstoff für Nerven und Gehirn bezeichnet. Außerdem beinhaltet dieses Gemüse ein Antistreßvitamin und sind gut für die Wundheilung. US-Forscher (Universität Kentucky) haben in Bohnen kürzlich pektinähnliche Stoffe entdeckt, die den Cholesterinspiegel senken können. Eine Kombination dieser Stoffe wirkt auch gegen Blutzuckerkrankheiten.

Insbesondere ergänzen die Austernpilze dieses Gericht, weil sie sehr energiearm sind. 100 g haben nur 24–27 Kalorien. Austernpilze selbst enthalten blutbildende Folsäure hochkonzentriert und spenden neben Phosphor Kalium als Energieträger und sogar Eisen. Die wichtigste Substanz, die sie in hoher Konzentration liefern, sind Ballaststoffe.
So gelingt es, am zweiten Tag dieser Diät mit Hilfe hochwertiger Stoffe die Darmtätigkeit anzuregen, was zu weiterer Entgiftung und Entschlackung führt.

Starke Säuren sind auf alle Fälle zu meiden:
Fleisch, Fisch, alles Süße, Backhefe, Erdnüsse, Walnüsse, Kaffee, Alkohol, Eier

3. TAG: Das Wunder der Bitterstoffe

MOTTO DES TAGES
Verzicht nimmt nicht, Verzicht gibt. Er gibt die unerschöpfliche Kraft des Einfachen

Kartoffelschnee mit Feta-Käse, Tomatenvinaigrette und Rucola

ZUTATEN:
(für eine Person)
ca. 200 g geschälte mehlig kochende Kartoffeln; 2 Fleischtomaten, in feine Würfel geschnitten; 60 g Feta-Käse; etwas Rucola; Olivenöl; etwas Rotweinessig; etwas alten Balsamico (8 Jahre); Thymian; Rosmarin; Basilikum; eine Kartoffelpresse

ZUBEREITUNG:
Die geschälten Kartoffeln klein schneiden und in Salzwasser weich kochen. Dann kurz ausdampfen lassen und warmstellen. Derweil die Tomaten mit den Essigen und dem Öl marinieren. Mit Salz und Pfeffer würzen, dann die Kräuter erst kurz vor dem Servieren schneiden und zu den marinierten Tomatenwürfeln geben, damit sie ihr ganzes Aroma und den vollen Geschmack entfalten können.
Die gekochten und ausgedampften Kartoffeln durch die Kartoffelpresse auf einen Teller pressen, den geschnitten Feta-Käse in der Mitte plazieren, etwas Rucola darüber verteilen und mit der Tomatenvinaigrette anrichten.

TIP:
Marinieren Sie heute schon ein Steinbeißer-Filet für den 5. Tag unserer Diät. Sie benötigen dafür:
1 Steinbeißer-Filet, geputzt und ohne Gräten; 1 Chilischote, fein geschnitten; 2 EL Weißwein; 4 EL Olivenöl; 2 Scheiben Knoblauch; 1 Zweig Thymian; etwas Blattpetersilie; etwas Soja-Sauce (ca. 1 EL). Legen Sie den Fisch mit all den Zutaten in ein kleines Gefäß zugedeckt in Ihren Kühlschrank.

Bei diesem Rezept sind neben dem uns bereits bekannten ausleitenden und ausschwemmenden Effekt der Kartoffel die Tomate und der Rucola von höchster Wirkung. Nicht umsonst nimmt heute in den USA der Tomatenanbau hinter dem der Kartoffel Platz zwei ein. Die Tomate wurde in Südamerika (in Peru) entdeckt und bald nach Europa gebracht, wo sie allerdings fast 300 Jahre lang nur als Zierpflanze in vornehmen Gärten blühte und reifte. Sie hieß dann plötzlich Liebesapfel, weil man glaubte, daß sie die Liebeslust und -kraft stärke. Aus diesem Grund erklärte die Kirche sie zeitweise zur Pflanze des Satans und verbot ihren Anbau und Verzehr. Tomaten schmecken zwar säuerlich, sind aber alkalisch und neutralisieren sogar Säuren. Deswegen sind sie sehr heilsam in Kombination mit Kartoffeln, besonders bei unserer Diätstrategie.

Neben der Konzentration an wiederum wichtigen Spurenelementen sind zwei bedeutende Heilsubstanzen essentiell: P-Cumarinsäure und Chlorogensäure. Sie verhindern, daß krebserregende Nitrosamine gebildet werden können. Sie haben außerdem extrem viel krebsvorbeugende Vitamine, vor allem das Carotin Lykopen. In einer Studie der Havard Scool of Public Health zeigt sich eine Minderung des Prostatakrebsrisikos um 50 Prozent durch diese Substanz.

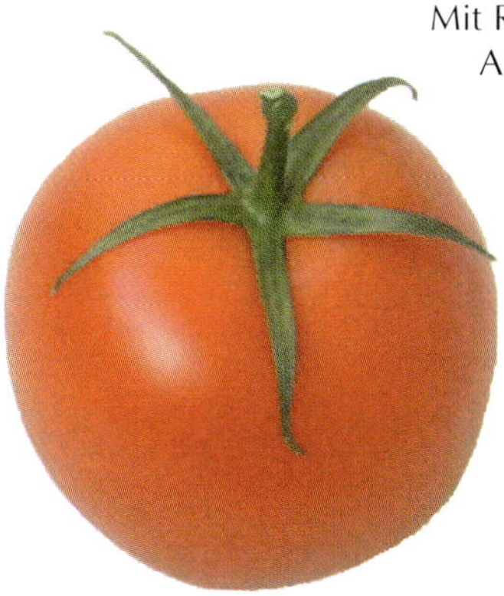

Mit Rucola regen wir einen weiteren Ausscheidungsmechanismus unseres Körpers an. Über die Bitterstoffe wird das Oberbauchorgan Leber, aber insbesondere die Entgiftung über die Galle optimiert. So verdaut der Organismus alle Speisen dreimal schneller und vor allem besser und bringt Gifte vermehrt zur Ausscheidung.

4. TAG: Das Wunder des Fettabbaus

MOTTO DES TAGES
Erst wenn wir leer geworden sind, können wir neu zu denken beginnen

Wirsing-Karotten-Sellerie-Kartoffeleintopf mit Blattpetersilie und Kreuzkümmel

ZUTATEN:

(für eine Person)
100 g Wirsing, in feine Streifen geschnitten; 1 Karotte, geschält und in feine Würfel geschnitten; 1 große fest kochende Kartoffel, geschält, in feine Würfel geschnitten; 100 g Knollensellerie ohne Schale, in feine Würfel geschnitten; ¾ l Geflügel- oder Fleischbrühe; etwas Kreuzkümmel; wenig Salz; etwas Pfeffer; etwas Rapsöl

ZUBEREITUNG:

Die geputzten Gemüse mit wenig Öl im Topf andünsten, wobei Sie zuerst die Kartoffel und die Karotte sowie den Sellerie hineingeben sollten. Kurz vor Ende der Garzeit der Wurzelgemüse, ca. 10 Minuten bevor alles fertig ist, geben Sie den Wirsing hinzu sowie etwas Kreuzkümmel. Mit wenig Salz und Pfeffer würzen und je nach Geschmack und Bißfestigkeit der Gemüse den Fond noch ein wenig reduzieren lassen.
Kurz vor dem Servieren die feingeschnittene Blattpetersilie darüber streuen.

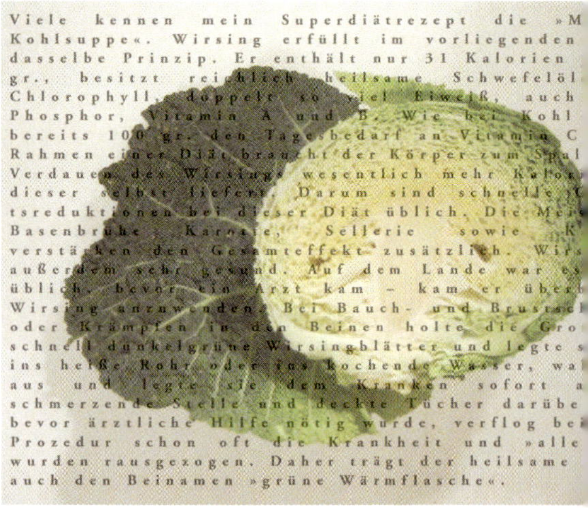

Viele kennen mein Superdiätrezept die »Magische Kohlsuppe«. Wirsing erfüllt im vorliegenden Rezept dasselbe Prinzip. Er enthält nur 31 Kalorien pro 100 g, besitzt reichlich heilsame Schwefelöle, viel Chlorophyll, doppelt so viel Eiweiß, auch Eisen, Phosphor, Vitamin A und B. Wie bei Kohl decken bereits 100 g den Tagesbedarf an Vitamin C ab. Im Rahmen einer Diät braucht der Körper zum Spalten und Verdauen des Wirsings wesentlich mehr Kalorien, als dieser selbst liefert. Darum sind schnelle Gewichtsreduktionen bei dieser Diät üblich. Die Meister der Basenbrühe – Karotte, Sellerie sowie Kartoffel – verstärken den Gesamteffekt zusätzlich. Wirsing ist außerdem sehr gesund. Auf dem Lande war es früher üblich, bevor ein Arzt kam – kam er überhaupt –, Wirsing anzuwenden. Bei Bauch- und Brustschmerzen oder Krämpfen in den Beinen holte die Großmutter schnell dunkelgrüne Wirsingblätter und legte sie kurz ins heiße Rohr oder ins kochende Wasser, walzte sie aus und legte sie dem Kranken sofort auf die schmerzende Stelle und deckte Tücher darüber. Oft verflog bei dieser Prozedur schon die Krankheit, und »alle Gifte« wurden rausgezogen. Daher trägt der heilsame Wirsing auch den Beinamen »grüne Wärmflasche«.
Im übrigen ist Rapsöl nach neuesten medizinischen Erkenntnissen einige Prozent wertvoller als Olivenöl. Die neuen Rapszuchtsorten sind darüber hinaus sehr lange haltbar.

Milde Basen, mit denen Sie Säureanteile des Essens neutralisieren können, sind:

Apfel, Birne, Erdbeere, Brombeere, Himbeere, Heidelbeere, schwarze Johannisbeere, Weintraube, Banane, Ananas, Kirsche, Aprikose, Pfirsich, Pflaume, Dattel, frische grüne Bohnen, frische grüne Erbsen, Spinat, Wirsingkohl, Weißkohl, Blumenkohl, Brokkoli, Brunnenkresse, Mangold, Lauch, Aubergine, Paprika, Radieschen, Kürbis, Schwarzwurzel, Kohlrübe, Pilze, Mais, Meerrettich, Zwiebel, Knoblauch, Tomate, Sauerkraut, Sellerieknolle, Johannisbrotmehl, Eigelb, Sonnenblumenkerne, Mandeln

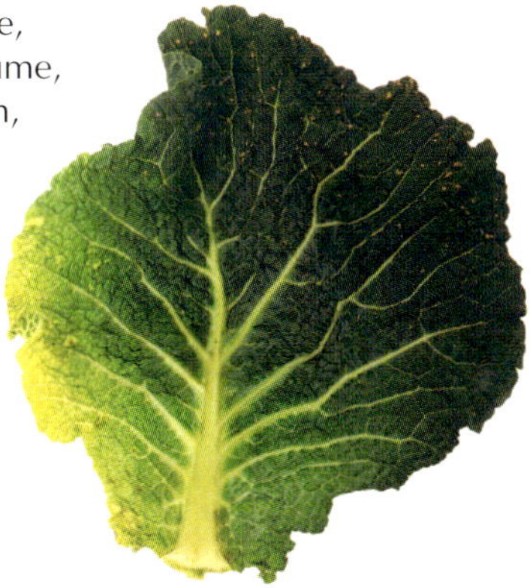

5. TAG: Balsam für Nerven und Stoffwechsel

MOTTO DES TAGES

Am freiesten wird der sein, der die wenigsten Bedürfnisse hat

Avocado-Vinaigrette mit mariniertem Steinbeißer-Filet

ZUTATEN:

(für eine Person)
1 Avocado, geschält und in feine Würfel geschnitten; etwas Zitronensaft; etwas Olivenöl; Salz und Pfeffer aus der Mühle; ein wenig lauwarme Geflügelbrühe; das marinierte Fischfilet von vor zwei Tagen

ZUBEREITUNG:

Die Avocadowürfel mit dem Olivenöl und dem Zitronensaft marinieren. Gegebenenfalls etwas lauwarme Geflügelbrühe dazugeben, damit das Öl besser bindet. Das Fischfilet in eine Alufolie einschlagen und im vorgeheizten Backofen auf 220 Grad ca. $^1/_4$ Stunde garen. Danach das Fischfilet auf die marinierte Avocado geben und servieren. Sie können dieses Gericht auch nach Belieben mit ein wenig Feldsalat, den Sie mit einer Vinaigrette angemacht haben, verfeinern.

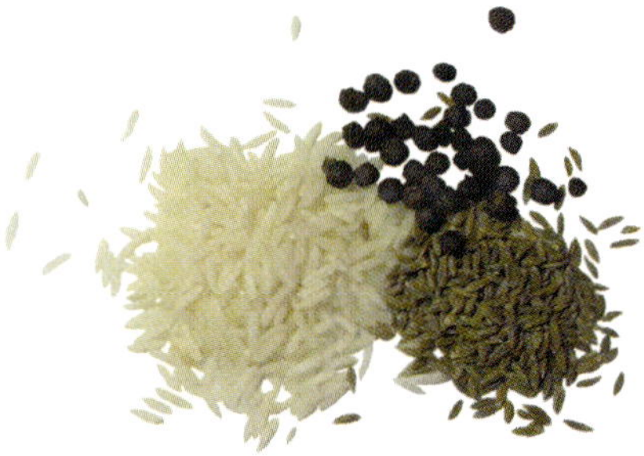

Jede Diät zehrt am Nerven- und Stoffwechselsystem. Deswegen haben wir am 5. Tag den Schwerpunkt auf die Stärkung des vegetativen Systems gelegt.

Die Avocado hat die höchsten Vitamin-B-Werte und heißt nebenbei »Butter vom Baum«. Sie enthält zwar 30 Prozent wertvolle Fettsäuren, jedoch kein Cholesterin. Die Avocado ist Balsam für Herz und Gefäße. Sie liefert neben Vitamin A, C, E, Kalium, Kalzium, Eisen und Phosphor alle lebenswichtigen Aminosäuren. Wegen der hohen B-Vitamin-Werte (Folsäure, Pantothensäure) nährt sie das Nervensystem und schützt hervorragend vor Streß, Nervosität und Schlaflosigkeit. Sie hilft sogar bei nervös bedingter Impotenz.
Aus Grabfunden wissen wir, daß diese Frucht seit rund 9.000 Jahren in Mexiko angebaut wird. Mexikaner und Indianer haben das Fruchtmus zur Wundheilung gegen Magen-Darmgeschwüre und Koliken, gegen Menstruationsbeschwerden und als Schönheitsmaske verwendet.
Die neuere Forschung zeigt einen hohen Anteil an antioxidativem Glutathion. Dessen Enzymen wird nachgesagt, daß sie 30 verschiedene Krebsauslöser abblocken.

Neben der Nervennahrung, die man bei jeder Diät ausreichend zu sich nehmen sollte, bietet uns der kalorienarme marinierte Steinbeißer hochwertige Fischöle, die Entzündungen mindern und gegen Arteriosklerose und Blutfette arbeiten. Die uns bekannten exzellenten Wirkungen der Marinade mit Chili, Weißwein, Olivenöl, Thymian, Petersilie werden ergänzt durch den besonderen Effekt der Sojasauce. Die in Soja enthaltenen Isoflavone regulieren unser Drüsensystem und stabilisieren die Zellkommunikation. Japanische Frauen sind die ältesten und gesündesten der Welt, weil sie täglich Soja zu sich nehmen.

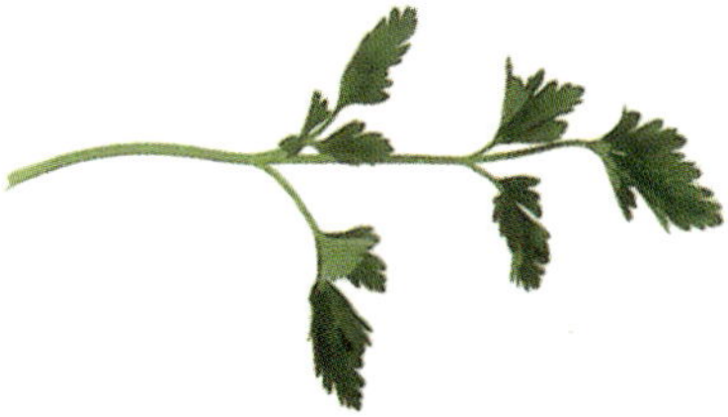

6. TAG: Der Weg zur inneren Kraft

MOTTO DES TAGES

Die meisten Menschen schaffen sich ihr Grab
mit den eigenen Zähnen

Erbsensuppe mit Kopfsalatsteifen

ZUTATEN:

(für eine Person)
200 g frische Erbsen (Sie können auch Tiefkühlerbsen verwenden); 1/4 l Gemüse- oder Basenbrühe; ca. 1/4 Kopfsalat, geputzt und gewaschen; ca. 50 g griechischer Joghurt

ZUBEREITUNG:

Die Erbsen mit der Hälfte der Brühe zum Kochen bringen und weich dünsten lassen. Mit einem Pürierstab pürieren oder durch ein Sieb streichen. Das Gemüsepüree mit der restlichen Brühe erhitzen und mit Salz und Pfeffer würzen. Mit dem griechischen Joghurt verfeinern und den in feine Streifen geschnittenen Kopfsalat kurz vor dem Servieren unterziehen. Den letzten Pfiff gibt diesem Gericht ein Reiber frischer Muskat.

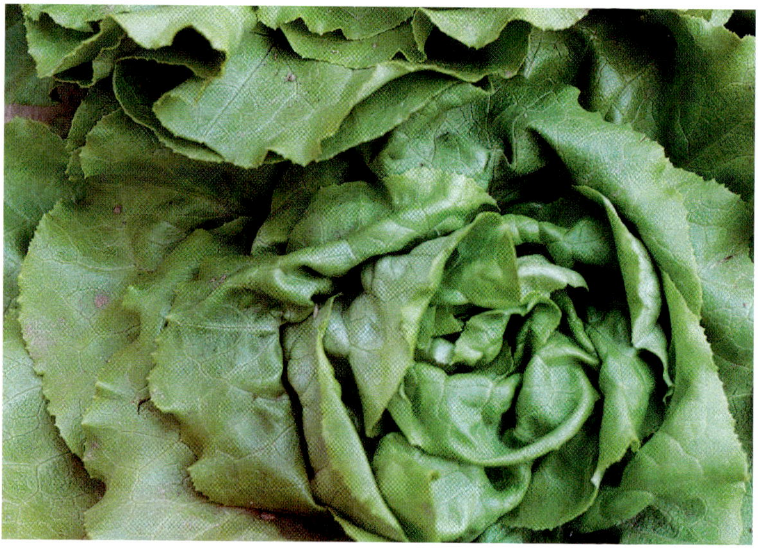

Zur Zeit Homers galten Erbsen als Geschenk der Götter. Neptun habe sie den Menschen als grüne Perlen gebracht. In der deutschen Steinzeit scheinen sie eine Leibspeise unserer Vorfahren gewesen zu sein.
Neben einer reichlichen Vitamin-B-Konzentration enthalten sie viele andere wichtige Vitamin- und Spurenelemente, die Schutzfunktionen für unseren Zellstoffwechsel haben und gegen Krebs wirken. Im Vergleich zu anderen Gemüsen sind jedoch bei Erbsen die Saponine und Lecithin am wichtigsten. Hierbei handelt es sich um besondere Aktivatoren des Gehirnstoffwechsels.

Der Kopfsalat ist unter allen Salaten trotz seiner starken Konkurrenz immer noch die Nummer eins. Er ist auch der beste Einschlafhelfer. Da er so mild wirkt, sollten wir während der Diät mittags reichlich davon essen. Der Inhaltsstoff mit optimaler Wirkung befindet sich meist im Milchsaft des Stengels. Das Lactocerol, ein opiatähnlicher Stoff, beruhigt unser vegetatives Nervensystem, dämpft Erregungszustände, ist also auch gut gegen Streß und fördert einen ruhigen Schlaf. Der berühmte Arzt Galen schrieb im 2. Jahrhundert nach Christus: »[...] als ich alt zu werden begann und dennoch gut schlafen wollte [...] war ich nur dadurch im Stande, mir den wohltuenden Schlaf zu verschaffen, daß ich abends eine Portion Salat verzehrte.« Für eine Diät ist dieser Aspekt also besonders wünschenswert.
Ansonsten besteht der Kopfsalat bis zu 95 Prozent aus Wasser. Der Rest sind wichtige Vitamine und Spurenelemente. Die Bitterstoffe stützen die Verdauung und fördern die Darmtätigkeit.

Als basisch und sauer neutral anzusehen sind ungesättigte Öle, Butter, Sahne, Dinkel, Hirse

7. TAG: Das Wunder der schlackfreien Energie

MOTTO DES TAGES
Essen verändert zwar nicht die Welt, aber Essen verändert Menschen und Menschen verändern die Welt

Frühlingssalat mit marinierten Putenstreifen

ZUTATEN:
(für eine Person)
300 g Mischsalat, z. B. Löwenzahn, Brunnenkresse, Rucola, Feldsalat; 1 Handvoll gemischte Sprossen

FÜR DIE VINAIGRETTE:
Salz; Pfeffer; Balsamico; Orangensaft; Olivenöl; Rapsöl; 1 Apfel, geschält, entkernt, in feine Würfel geschnitten

FÜR DIE PUTE:
150 g Putenbrust, ohne Sehne, ohne Haut, in feine Streifen geschnitten; 5 Zitronenfilets; $^{1}/_{2}$ Zwiebel, in feine Würfel geschnitten; etwas Chilischote, je nach Geschmack; Thymian; Rosmarin; Petersilie; Paprikapulver; evtl. etwas fein geschnittener Knoblauch; wenig Salz; Olivenöl; etwas Weißwein

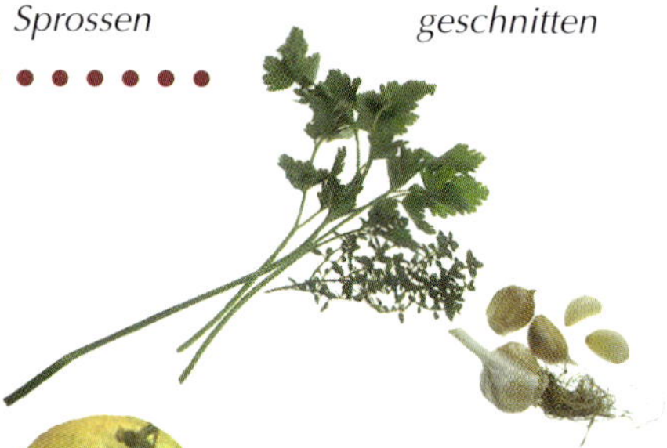

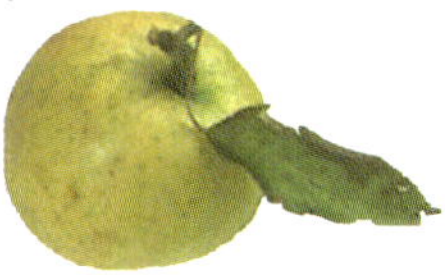

ZUBEREITUNG:
Die Putenbrust mit allen Zutaten für die Marinade gleichmäßig in einer Schüssel vermischen. Aus den Zutaten für die Vinaigrette das Dressing erstellen. Die marinierten Putenstreifen bei mittlerer Hitze mitsamt der Marinade in einer Pfanne gar dünsten. Den Salat mit der Vinaigrette leicht marinieren und das lauwarme Geflügel darüber verteilen.

Am 7. Tag der Entschlackungs- und Reinigungstherapie ist es sinnvoll, hochwertige schlackfreie Energie den Zellfabriken zur Verfügung zu stellen. Carnitin aus Putenfleisch vereinigt sich hier mit den edlen Oliven- und Rapsölen und liefert schlackfreie Energie. Dabei bindet Carnitin als Transportenzym die wertvollen essentiellen Fettsäuren des pflanzlichen Öls und transportiert sie in die Energiezentrale der Zelle. Dort wird schlackfreie Energie erzeugt.
Die enorme Leistung dieser Substanz wird am Beispiel des Herzmuskels auf Seite 66 beschrieben.

Konzentrierte Bitterstoffe aus Löwenzahn, Brunnenkresse, Rucola und Sprossen regen den inneren Alchemisten der Verdauung (Magen, Bauchspeicheldrüse, Leber, Galle) zu Höchstleistungen an. Pektin aus Apfel gilt schon immer als oberstes Heilmittel des Darmes.

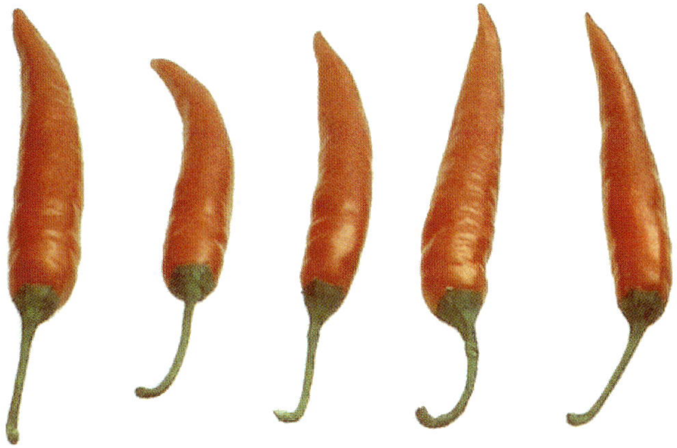

8. TAG: Reinigung von Blut und Lymphe

MOTTO DES TAGES
Wer zur Quelle gehen kann, geht nicht zum Wassertopf
Leonardo da Vinci

Italienisches Gemüse mit Balsamico

ZUTATEN:
(für eine Person)
Olivenöl; Balsamico; 2 Bund Lauchzwiebeln; $^1/_2$ Knoblauchzehe; 1 rote Paprikaschote; 1 grüne Paprikaschote; 1 Tomate; 1 Zucchini; $^1/_2$ Aubergine; Petersilie; Basilikum; Thymian

ZUBEREITUNG:
Das Öl auf mittlerer Stufe erhitzen, die fein geschnittenen Zwiebeln mit dem Knoblauch andünsten und die in Würfel geschnittenen Paprikaschoten dazugeben.
Die Auberginen- und Zucchinischeiben ebenfalls zu dem Gemüse geben und mit andünsten lassen. Zum Schluß die fein gewürfelte Tomate mit unter das Gemüse heben und das Ganze mit wenig Salz und Pfeffer würzen. Paprikapulver und eine Spur Cayennepfeffer passen ebenfalls wunderbar zu diesem Gericht.
Das Ganze noch ca. fünf Minuten weiter dünsten lassen, so daß alle Gemüse gegart sind. Am Ende die frisch geschnittenen Kräuter dazugeben, damit sie ihre vollen Aromen entfalten können. Mit einem kleinen Schuß Balsamico verleihen Sie dem Gericht eine sehr interessante Note.

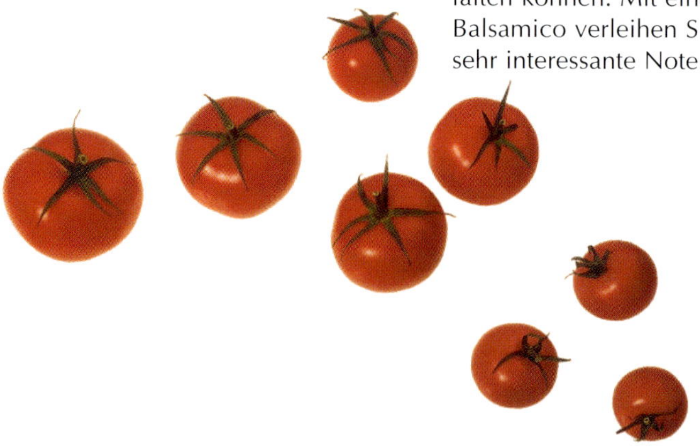

Die zweite Woche unserer großen Entschlackungsdiät beginnt mit einem Reinigungsrezept für Blut und Lymphe. Dabei spielen besonders die Lauchzwiebeln und der Knoblauch, jedoch auch Paprika eine bevorzugte Rolle.

Zwiebel und Knoblauch sind die beste und billigste Naturmedizin. Neben Eiweiß, den Vitaminen A, B, C und E beinhalten sie viele Mineralien und Enzyme sowie besonders viel immunstimulierendes Selen, stark schwefelhaltige ätherische Öle und auch Hormone. Sie sind natürliche Antibiotika, die zugleich gegen Bakterien, Viren und Pilze wirken. Da sie die Durchblutung stark erhöhen und alle Schleimhäute und inneren Drüsen stimulieren, leiten sie einen echten inneren Reinigungsprozeß des Blutes und der Lymphe ein. Sie verhindern Gärung, Fäulnis und Entzündung. Immunologisch hochwirksam ist auch Paprika mit einem sehr hohen Vitamin-C-Anteil. In alten Heilbüchern findet man »Antibiotikasuppen«, die aus Petersilie, Gemüsezwiebeln, Basilikum, Thymian und Knoblauch bestehen. Kresse, Kerbel, Spinat und Löwenzahn können diese Wirkstoffgruppe noch erweitern.

In Ägypten wurden Zwiebeln übrigens wie Äpfel gegessen. Sie nährten neben den Pharaonen die Pyramidenbauer gleichermaßen und machten sie durch die innere Reinigung resistent gegen viele Krankheitserreger.

Balsamico wird diesem Rezept beigegeben, weil Essigsäure zusätzlich eine sehr wichtige Substanz zum Abbau von Fett mit Kohlenhydraten ist. Neben den bekannten Reinigungskuren für Blut und Lymphe erzeugt Essig eine basische Reaktion. Nutzen Sie doch die Idee dieser Reinigung und waschen Sie sich heute abend vor dem Schlafengehen am ganzen Körper mit Essig ab. Sie werden die wohltuende Wirkung zu schätzen lernen.

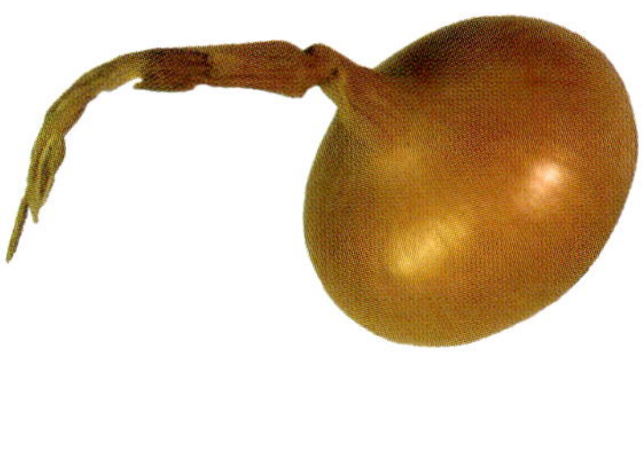

9. TAG: Regeneration und Zellaufbau

MOTTO DES TAGES
Lebendiges entsteht nur aus Lebendigem
Louis Pasteur

Rote-Bete-Suppe mit Meerrettich

ZUTATEN:
(für eine Person)
1 ½ l kräftige Geflügelbrühe;
150 g Rote-Bete-Scheiben aus dem Glas; ca. 50 g Joghurt, 0 Prozent Fett;
ca. 1 TL gerebelter Tafel-Meerrettich, je nach Geschmack (hierbei beachten, das Sie ihn erst nach und nach zugeben); ein Spritzer Rotweinessig; wenig Salz; Pfeffer

ZUBEREITUNG:
Die Brühe auf dem Herd erhitzen und den Thymian ca. fünf bis zehn Minuten darin ziehen lassen. Den Thymian dann entfernen und die Rote-Bete-Scheiben hinzugeben. Das Ganze im Küchenmixer fein pürieren. Mit Salz und Pfeffer würzen und mit dem gerebelten Meerrettich abschmecken. Je nach Gusto mit dem Joghurt verfeinern und mit dem Rotweinessig dem Gericht den nötigen Pfiff geben.
Sollte die Suppe zu dick werden, kann man sie mit ein wenig Basenbrühe oder Geflügelbrühe strecken.

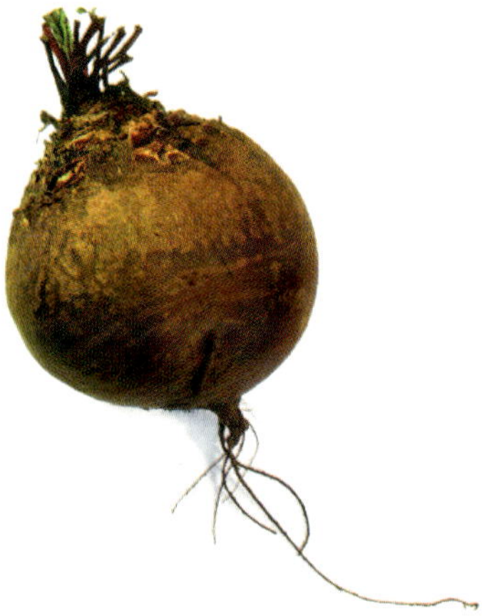

Nach der Reinigungsphase beginnt die Zeit des Aufbaus. Bei diesem Rezept sorgt die Rote Bete für eine Zunahme der Zellatmung. Der weise Arzt Galen pries schon ihre Heilwirkung und setzte sie zur Blutneubildung ein.

Die rote Rübe enthält reichlich Kohlenhydrate, wertvolle Aminosäuren, Asparagin, Glutamin und Betain, aber auch viel Kalium, Magnesium sowie Natrium und wirkt somit basisch. Eisen und Kupfer sind in diesem Zusammenhang besonders wichtig für die Blutneubildung, so daß neue, frische Sauerstoffträger entstehen. Diese Sauerstoffträger regen Ihre Energiemaschinerie sofort an, da zusätzlich Vitamin A, B und C und vor allem kostbare Folsäure und Pantothensäure zugeführt wird. Bioflavone, Betanidin, Rutin und Cholin treiben wiederum Ihre Abwehrkraft an.

Meerrettich ist reine Medizin. Sein wichtigster basischer Stoff ist das Glykosid Sinigrin, das Senföl bildet. Dies treibt die Durchblutung an und desinfiziert in hohem Maße. Somit reinigt es die roten und weißen Säfte und erhöht über seine starke Durchblutung den Sauerstoffgehalt. Kein Wunder, daß der Volksmund weiß: »Meerrettich lüftet den Geist.« Bayerische »Krenweiber« legen ihren erkälteten Kindern gerne Halsketten mit Meerrettichstückchen um und lassen sie diese dann auch inhalieren. Meerrettich steigert den Reinigungs- und Entwässerungsprozeß des Körpers zum Höhepunkt. Der Volksmund wiederum weiß es genau: »Ein Hausputz für alle Innereien« – Leber, Galle, Bauchspeicheldrüse und Niere – und ist somit sehr zu empfehlen bei Rheuma und Gicht.

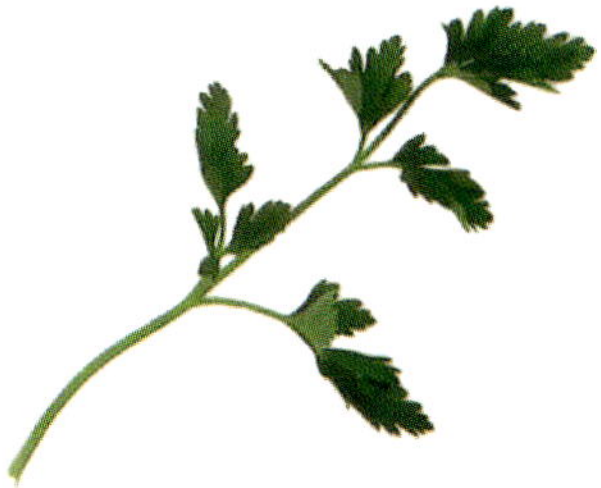

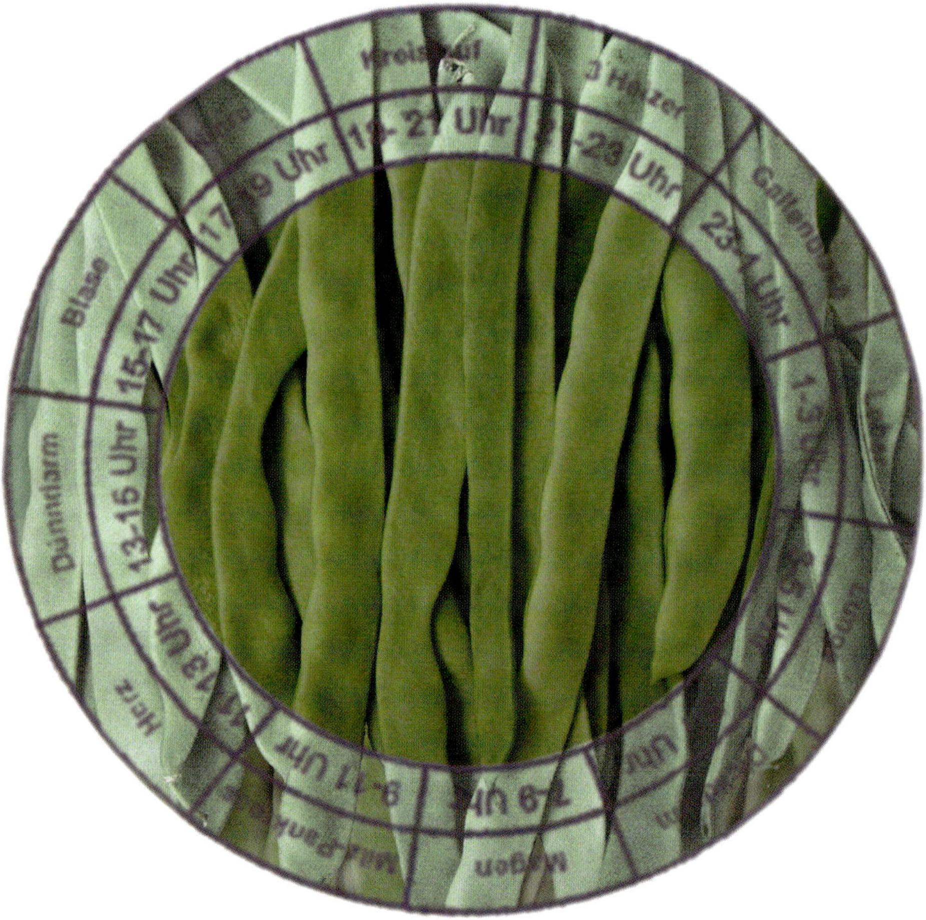

LEBEN SIE ENTSPRECHEND
DEN UNTERSCHIEDLICHEN
JAHRESZEITEN.

Natürliche Rhythmen des Lebens

In einer alten ayurvedischen Schrift heißt es: Alle Krankheiten, die geistigen wie die körperlichen, werden durch den Mißbrauch von Zeit, des Geistes und der Sinne hervorgerufen. All diese Faktoren spielen bei der Beurteilung einer ausgewogenen Ernährung eine wichtige Rolle.

Natürliche Rhythmen sind für die Gesundheit, insbesondere für die Urkraft des Individuums, unabdingbar. Wird man abends zwischen 21.00 und 22.00 Uhr müde und geht ins Bett, kann man meist sehr gut einschlafen und schläft auch tief durch. Bleibt man jedoch wach, wird man gegen Mitternacht wieder frischer, die Müdigkeit weicht. Geht man sehr spät ins Bett, hat man Einschlafschwierigkeiten und wacht morgens weniger frisch auf. Umgekehrt ermöglicht der Sonntagmorgen nach dem Aufwachen, z. B. um 6.00 Uhr, weiterzuschlafen. Zunächst fühlt man sich wach und frisch. Schläft man jedoch aus und erwacht weitere zwei Stunden später, ist man dumpf und müde. Der Grund liegt in der Störung des individuellen, natürlichen Rhythmus'. Geht man aber nicht zu spät ins Bett, wacht man morgens spontan und regelmäßig zur selben Zeit auf. Der Tag beginnt frisch. Nicht umsonst heißt es »Morgenstund hat Gold im Mund«. Am effektivsten und ausgeglichensten sind die Frühaufsteher, die kurz vor Sonnenaufgang aufstehen. Diese Zeit hat eine besondere Energie. Nicht zuletzt begegnet die Natur dem Tagesanfang im Licht und der Energie der Sonne. Auch die Luft ist besonders gereinigt, und, wie wir wissen, hat Morgentau ein sehr hohes energetisches Potential. Wer dies schon öfter probiert hat, weiß, welch hohe Qualität diese Zeit morgens besitzt. Sie belebt und übermittelt uns eine stille, wache Kraft, so daß dieses harmonische Energieprinzip den ganzen Tag über anhält.

Auch die Schöpfung wird bestimmt von einem Rhythmus. Diesen Wechsel erleben wir als Tag und Nacht, Sommer und Winter, Ebbe und Flut, Wärme und Kälte, Jugend und Alter. Hier sind wir ebenso geprägt von Frühling, Sommer, Herbst und Winter, Kindheit, Jugend, Erwachsenenalter und hohem Alter. Bereits der Rhythmus der werdenden Mutter wird auf das Kind übertragen.

So, wie wir die Rhythmen der Natur erkennen können, sehen wir auch das rhythmische Auf und Ab in der Welt der Pflanzen und Tiere. Unsere gesamten Nahrungsmittel haben einen bestimmten Kumulationspunkt, an dem sie am kräftigsten und besten wirken.

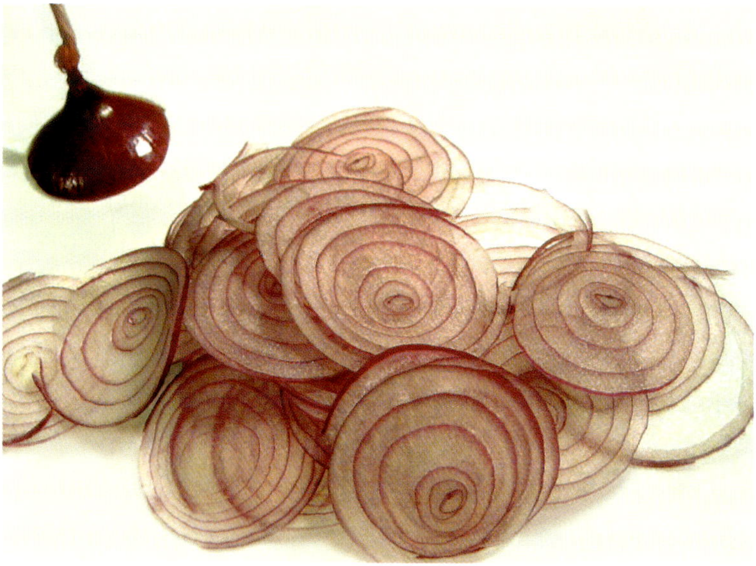

Die immunologische Forschung der Kybernetik hat bereits die ersten Rhythmen an der Oberfläche der meisten Immunzellen erforscht. Man kann erkennen, daß Immunzellen alle acht Stun-

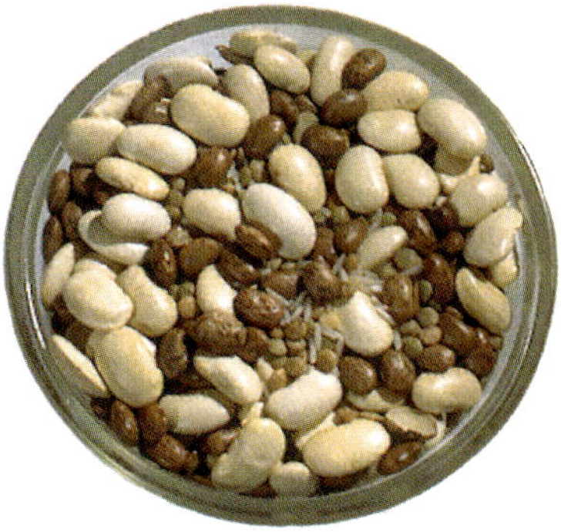

den und darüber gelagert alle 24 Stunden im gleichen Rhythmus Antennen ausfahren, um so erhöhte Alarmbereitschaft und gesteigerte Aufnahmefähigkeit sowie Kommunikationskraft zu besitzen. Dies geschieht etwa eine Stunde vor der gewohnten Nahrungsaufnahme. Hier zeichnet sich also auch ein wichtiger Rhythmus der Begegnungs- und der Aufnahmefähigkeit von Nährstoffen ab, die wir zu uns nehmen.

Medizinischen Erkenntnissen zufolge haben die einzelnen Organe des Körpers, insbesondere die Ausscheidungsorgane, ein Optimum und ein Minimum an Aktivität.
Die beste Entschlackungszeit des Darms ist zwischen 5.00 und 7.00 Uhr morgens, insgesamt von 4.00 bis 12.00 Uhr mittags. Ab 12.00 mittags bis 20.00 Uhr kommt es zum Aufschließen der Nahrung und von 20.00 Uhr bis 4.00 Uhr morgens zur Auswertung der Nahrung sowie zur Entnahme der Energie.
Die Niere als weiteres Ausscheidungsorgan hat ihre »Organzeit« zwischen 17.00 und 19.00 Uhr. Mit ausleitenden Teekuren kann schon über die Blasenzeit von 15.00 bis 17.00 Uhr begonnen werden. Goldrute regt diesen Energiekreis am besten an.
Die Lunge, das Organ, das die Kommunikation mit der Umwelt ermöglicht und den so wichtigen Sauerstoff in den Körper treibt, hat ihre »Organzeit« zwischen 3.00 und 5.00 Uhr morgens.
Die Leber, eine große Entgiftungsfabrik und der Alchemist des Körpers, hat wiederum ihre »Organzeit« zwischen 1.00 und 3.00 Uhr morgens. Sie regeneriert im Liegen optimal. Wird sie jedoch durch abendliches Essen von Rohkost oder große Gelage mit viel Alkohol belastet, bricht die regenerative Kraft der »Organzeit« zusammen.

So haben alle Organe und auch die anderen Schichten des Körpers ihre rhythmische Zeit, in der sie optimal arbeiten. In der »Organuhr«, die der chinesischen Medizin entnommen ist, können Sie dies nachlesen, entsprechend schwache Zeiten des Organs stützen und die starken Zeiten richtig bedienen.

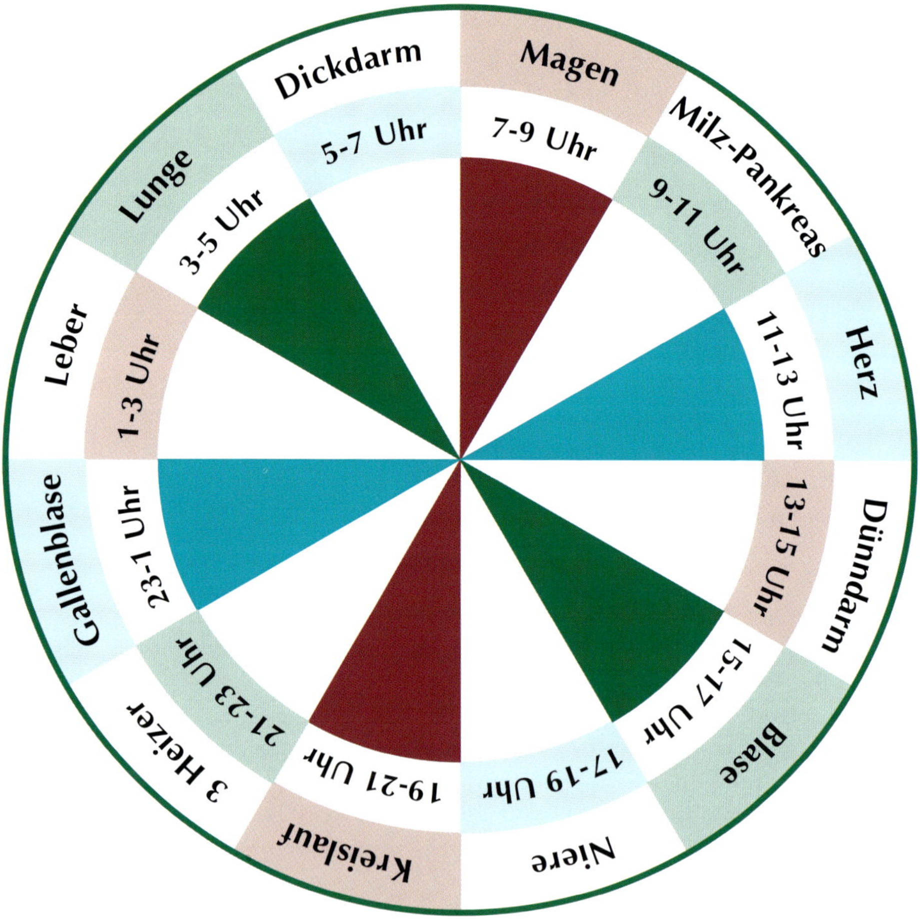

Weitere wichtige Rhythmen des Lebens sind die Gewohnheiten zur Reinigung des Körpers. Achten Sie darauf, daß Sie diese Rhythmen immer zur selben Zeit in derselben Intensität mit höchster Konzentration und Gelassenheit einhalten. Sie betreffen die Darmentleerung, Ölmassagen, Mundspülungen, z. B. mit immunanregenden Mundhygienika, die Zungenreinigung, die morgendliche Gymnastik, die Körperhygiene wie Dusche und Bad und die allmorgendliche Verinnerlichung mit Yogaübungen oder Meditation.

Leben Sie entsprechend den unterschiedlichen Jahreszeiten. Nutzen Sie lokoregionale und saisonale Nahrungsmittel. Ihre Ernährung wird nicht minderwertiger, wenn Sie in der Bachsaiblingzeit einen dieser Fische fangen, ihn frisch mit den Wiesenkräutern rund um den Bach wie Brennessel, Gänseblümchen, Löwenzahn sowie Sauerampfer füllen und weich garen. Den Loup de mer aus dem großen Ozean in Salzkruste, der schon Tage alt ist, müssen Sie nicht verzehren.

Meiden Sie Früchte, die nicht im Lande und schon gar nicht zu dieser Zeit gedeihen. Obst wie Erdbeeren im September, Kiwis, Papaya und andere exotische Früchte – Sommer für Touristen zur ganzen Jahreszeit – stören den Rhythmus des natürlichen Lebens erheblich.

Legen Sie sich in vielen Punkten einen eigenen Rhythmus zurecht. Wichtig für Körper, Geist und Seele ist auch die Reinigung dieser Elemente. Das Fasten eignet sich dafür ideal. Es entschlackt und entgiftet den Körper. Die ersten Christengemeinden übernahmen das Fasten in einer neuen Form von den Juden. Sie fasteten zwei Tage in der Woche, mittwochs und freitags. Gleichzeitig ist eine Fastenzeit vor dem Osterfest, eine vor Weihnachten und jeweils eine Fastenzeit vor ganz großen Ereignissen eingeführt worden.

Zur Zeit ist ein Fastentag einmal pro Woche sehr beliebt. Er erhöht sofort das Wohlbefinden spürbar, und auch die Stimmungslage wird verbessert. Es muß nicht der Freitag oder der Mittwoch sein. Der Montag hingegen ist eine gute Chance, die Wochenendschlacken zu entfernen. Der Fastende fühlt sich am Ende seiner Kur immer munterer, frischer und leistungsfähiger. Fasten ist eine Speise der Seele.

Fasten:
- stärkt den Charakter
- macht freier
- führt zu innerer seelischer Klarheit
- verhilft zu neuer Lebenseinstellung
- reduziert Übergewicht
- verjüngt und ist die beste Gesundheitsvorsorge
- gibt Kraft und Energie
- entlastet die Verdauungsorgane (Leber, Galle, Magen, Darm, Bauchspeicheldrüse, Bewegungsapparat, Herz, Kreislauf und Nieren)
- entwässert, entsalzt und entgiftet den Körper
- hilft bei vielen Krankheiten

Der Grieche Pythagoras schwärmte bereits vor 2500 Jahren: Fasten ist ein verträgliches Mittel zur Erhaltung und Wiederherstellung der Gesundheit. Fasten hilft bei Rheuma, Arthritis, Arteriosklerose, Gicht, niedrigem Blutdruck, Herzkreislauferkrankung, Venenleiden, Asthma, Hautkrankheiten, Krankheiten des Magen-Darmtraktes, Stuhlverstopfung, Diabetes, Parodontose, grünem Star, Migräne, Nierenentzündung, akuten chronischen Entzündungen und Infekten.

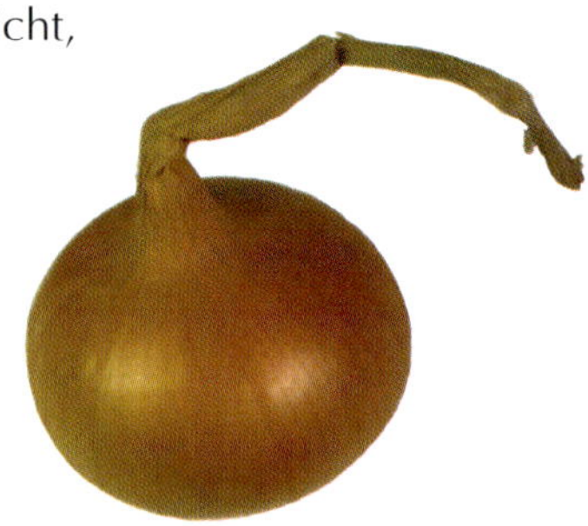

So heißt es auch nicht umsonst: Fasten ist eine große Kraft. Es verschafft nennenswerte Erfolge, ist Frieden für den Körper, die Zierde der Glieder und der Schmuck des Lebens. Fasten ist die Kraft des Geistes, die Stärke der Seele und die Schule der Tugend, das Heilmittel auf dem Lebensweg der Christen.
Der alte Rhythmus von Fastenzeiten stellt ein wichtiges Element für ein erfolgreiches und gesundes Leben dar. Nicht nur die Nahrungsauswahl für die Reinigung des Körpers, die Sie in den Rezepten dieses Buches finden, sondern auch der rhythmische Nahrungsverzicht mit der letztlich endgültigen Reinigung ist von Bedeutung.
Fasten Sie zusammen mit Familienmitgliedern und Freunden. Führen Sie einen Plan für das ganze Jahr. Und Sie werden allein auf Grund dieses Rhythmus' das Urgefühl von Gesundheit, Glück und Zufriedenheit wiedererlangen.

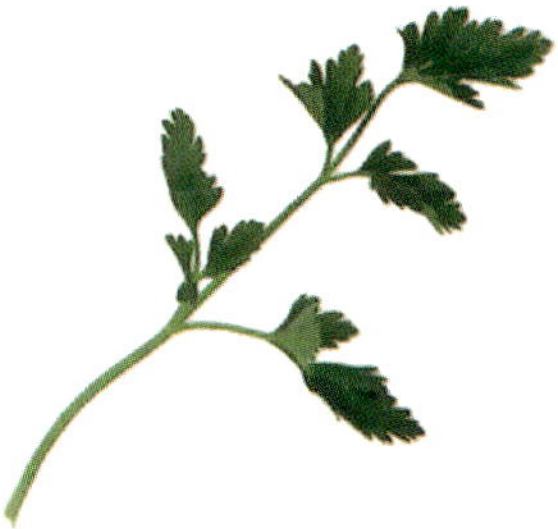

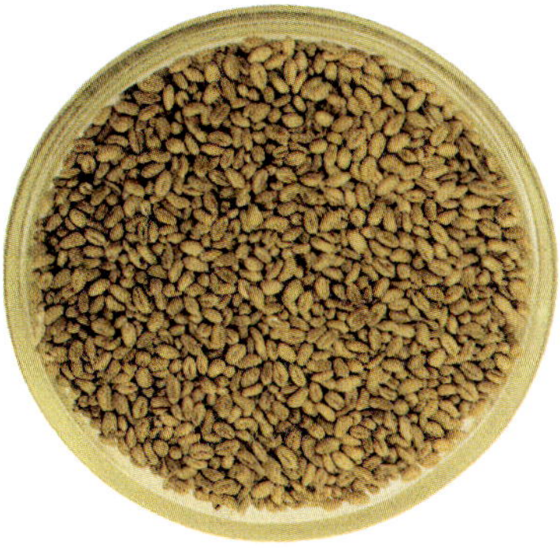

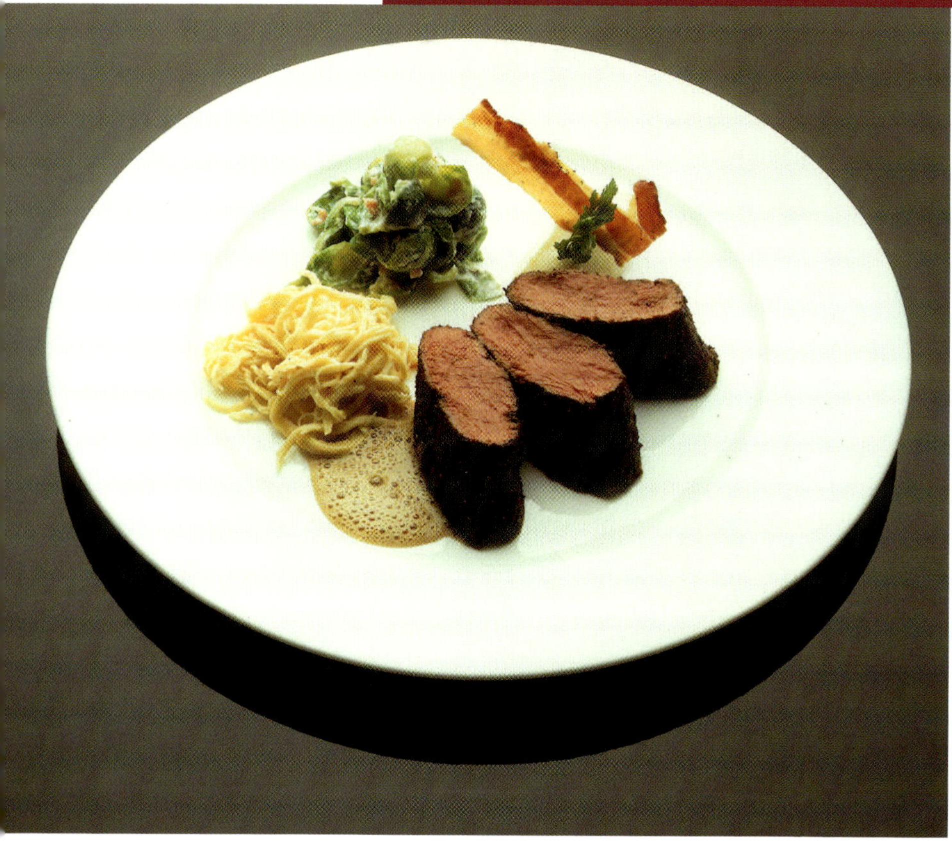

DER KOCH MUSS SEINES
GASTES ZUNGE HABEN.

Weitere Rezepte

Babylachs in der Salzkruste mit einem Gemüse aus Kichererbsen, Zitrone und Thymian

ZUTATEN:

(für 4 Personen)
Für den Lachs:
ca. 2 Babylachse, je etwa 500 bis 700 g schwer

Für die Salzkruste:
3 kg grobes Meersalz; 3 Eiweiße ; 180 ml Wasser; 1 Backblech; Öl zum Fetten des Bleches; etwas Thymian; Estragon; Petersilie; Basilikum

Für das Kichererbsen-Gemüse:
200 g Kichererbsen; 1 l Wasser; 2 rote Paprikaschoten; 1 Fleischtomate; 1 Zucchini; 1 geschälte Zwiebel; 2 geschälte Knoblauchzehen; 6 EL Olivenöl, vorzugsweise Kreta-Olivenöl; Salz und Pfeffer aus der Mühle; etwas Safran; 1 Messerspitze Curcuma; 2 Lorbeerblätter; $^1/_4$ Bund Blattpetersilie; $^1/_2$ Sträußchen Thymian; 1 Zitrone, geschält und in Scheiben geschnitten

ZUBEREITUNG:

Die ausgenommenen und geschuppten Lachse mit einem Küchenkrepp trocken tupfen. Das Salz mit dem Eiweiß vermischen und das Wasser nach und nach einrühren. Das Ganze etwa zwei Minuten gut durchrühren und beiseite stellen. Aus einer Alufolie zwei Fischkonturen formen und auf geölte Backbleche legen. Sie sollten dabei darauf achten, die Alufolie mehrfach zu falten, damit sie stark genug ist und sich die Form hält. Etwa die Hälfte der Salzmasse in die Formen als Boden geben, dabei sollte noch genug Salz übrigbleiben, so daß Sie später die Fische damit bedecken können und sich die Salzhülle komplett um den Fisch schließt. Auf den vorbereiteten Salzboden dann die mit Pfeffer gewürzten und mit den Kräutern gefüllten Fische geben. Sie können auch noch Kräuter auf die Fischhaut legen. Mit der übrigen Salzmasse die Lachse abdecken und das Ganze mit einem Messer glatt streichen. Eventuell mit feuchten Händen noch ein wenig nachformen. Die Fische bei ca. 200 Grad im vorgeheizten Ofen 15 bis 20 Minuten garen.

Ich empfehle Ihnen, nach dem Garen die Fische noch ein wenig ruhen zu lassen, so daß sie für den Verzehr schön gleichmäßig gegart und saftig sind.
Die Kichererbsen mit dem Wasser bedecken und ca. einen halben Tag einweichen. Danach im Einweichwasser ca. 1 bis 1 $^1/_2$ Stunden weich kochen. Die Paprikaschoten vierteln und putzen und in ca. 2 cm große Stücke schneiden. Die Tomaten von Stil und Stengel befreien und in grobe Würfel schneiden. Die Zucchini halbieren und in gleichmäßige Scheiben von ca. 6 mm Dicke schneiden. Die geschälte Zwiebel zusammen mit den Knoblauchzehen in ganz feine Würfel schneiden. Die Zwiebel und den Knoblauch mit dem Olivenöl bei mittlerer Hitze glasig dünsten. Danach die abgetropften Kichererbsen und die restlichen Gemüse bis auf die Tomaten dazugeben. Kurz mit andünsten, mit Salz und Pfeffer würzen und mit ein wenig Kichererbsenwasser angießen. Den Safran, Curcuma und Lorbeerblätter hinzugeben und bei schwacher Hitze zugedeckt ca. zehn Minuten garen. Je nach Größe der Gemüsestücke eventuell während des Garens noch etwas von dem Kichererbsenfond dazugeben. Das Gemüse sollte leicht suppig sein. Zum Schluß die Kräuter fein hacken und die Zitronenscheiben in feine Würfel schneiden.
Erst am Ende – kurz vor dem Servieren – die Tomaten und die Kräuter unter das Gemüse geben und eventuell noch mit Salz und Pfeffer nachschmecken.

ANRICHTEN:
Den Fisch mit einem Sägemesser rundherum aufschneiden und das Salz entfernen. Das Gemüse auf tiefe Teller geben und Stücke des Lachses direkt auf das Gemüse legen.

Erst allmählich schwimmt sich der Fisch frei von dem schlechten Ruf, der ihm hierzulande über Jahre angehangen hat. Die Bewohner des Mittelmeerraumes hingegen haben diese Einstellung nicht verstanden. Durch die Haute Cuisine und das Aufkommen modernerer Kühlketten sowie das größere Interesse der breiten Öffentlichkeit an gesunder und qualitativ hochwertiger Ernährung erwies sich die Annahme, Fisch rieche immer fischig und sei schwer zuzubereiten, als Gerücht. Dies machte Lust auf selber kochen.

Beim Einkauf sollten Sie vier Faustregeln befolgen, mit deren Hilfe die Frische von Fisch überprüft werden kann:

- die Kiemen sollten immer hellrot sein und fest anliegen
- die Augen sollten prall, klar und glänzend sein
- die Schleimhaut sollte glatt und glänzend und nicht schmierig sein
- der Geruch des Fisches sollte den Duft von Meer, Wasser und Salz haben, aber keinesfalls fischig

Sollten Sie einen Fisch zu Hause ausnehmen, machen Sie dies unter fließendem kalten Wasser und vor allem gründlich. Salzen und säuern sie nicht, denn das würde ihm vor der Zubereitung die Flüssigkeit und somit auch Nährstoffe entziehen. Aber egal, für welche Zubereitungsart Sie sich beim Fisch entscheiden, mangelnde Frische ist durch nichts zu ersetzen, denn spätestens im Magen werden Sie feststellen, ob Sie sich den richtigen Fisch beim richtigen Fischhändler geangelt haben. Gute Fischverkäufer sind daran zu erkennen, daß es an ihren Ständen nicht nach Fisch riecht. Außerdem sind sie Ihnen auch meist beim Ausnehmen, Schuppen, Filieren, etc. behilflich.

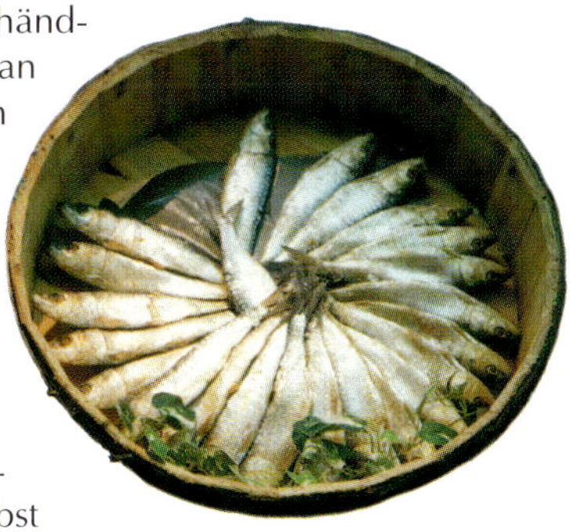

Kleines Küchenlexikon:

EINWEICHEN:
In kaltem Wasser getrocknete Nahrungsmittel wie Hülsenfrüchte oder Trockenobst quellen lassen.

ANSCHWITZEN:
Kurz garen in heißem Fett unter ständigem Rühren, ohne das Gargut braun werden zu lassen (niedrige Temperatur).

SAFRAN:
Safran schmeckt zartbitter und hat eine intensive rote Farbe. Safranfäden oder Safranpulver färben Risotto, Paella und Sauce oder auch andere Speisen gelb.

KRÄUTER:
Frische Kräuter sollten Sie immer zum Schluß zu den Speisen geben, da sich ihre Eigenschaften und ihr Geschmack während des Kochens verflüchtigen.

Lammkoteletts oder Lammscheiben mit Kräutern auf Petersilienpüree

ZUTATEN:
(für 4 Personen)
4 Lammkoteletts oder Lammscheiben, 2 El Olivenöl, Salz und Pfeffer

Kräuter:
gezupfter Thymian; Basilikum; gezupfte Blattpetersilie; etwas Kerbel; eine Scheibe fein geschnittener Knoblauch

Für das Petersilienpüree:
1 Spritzer Zitrone; 200 g krause Petersilie; 40 g glatte Petersilie; 1 geschälte und fein geschnittene Schalotte; Olivenöl; Trüffelöl; 250 g Naturjoghurt, 0 Prozent Fett oder kretischer Frischkäse, vorzugsweise Mizithra (je nach der Konsistenz des Pürees können Sie auch mehr verwenden); Salz und Pfeffer aus der Mühle

ZUBEREITUNG:
Die bereitgestellten Kräuter mit einem scharfen Messer fein schneiden und beiseite stellen.
Das Lamm in Scheiben oder Koteletts schneiden und mit einem Platierer leicht klopfen.
Die gezupfte Petersilie waschen, kurz blanchieren und in Eiswasser abschrecken. Dann gut ausdrücken und ganz fein hacken. Die Schalotte bei geringer Hitze in etwas Olivenöl andünsten, ohne daß sie Farbe nimmt. Dann die gehackte Petersilie hinzugeben und den Joghurt einrühren. Das Ganze kurz aufkochen lassen und in einem Küchenmixer fein pürieren. Mit Salz, Pfeffer und Trüffelöl abschmecken, eventuell mit einem Spritzer Zitrone verfeinern und beiseite stellen. Sollte das Püree Ihnen noch etwas zu dickflüssig sein, kann man durch Zugabe von Olivenöl die Konsistenz geschmeidiger machen.
Die Lammscheiben oder Lammkoteletts nun in etwas Olivenöl vorsichtig rosa braten und mit Salz und Pfeffer würzen. Anschließend in der vorbereiteten Kräutermischung wälzen, so daß die Kräuter am gebratenen Fleisch hängenbleiben.

ANRICHTEN:
Das Petersilienpüree erwärmen und auf die vorbereiteten Teller in die Mitte geben. Ein wenig mit dem Löffel ausstreichen und die gebratenen Lammfleischstücke in der Mitte sternförmig auf dem Püree platzieren. Zu diesem Gericht empfehle ich einen Rotwein, vorzugsweise aus den Anbauregionen Rioja oder Piemont. Als Beilagen eignen sich Kartoffeln, angedünstete Tomaten oder einfach nur ein gutes, frisches Brot von Ihrem Bäcker.

Kleines Küchenlexikon:

BLANCHIEREN:
kurzzeitiges Garen in Salzwasser, dadurch werden Enzyme stillgelegt, die sonst Vitamine und Mineralstoffe zersetzen würden. Sofort nach dem Garen in Eiswasser abschrecken, da sich sonst der Garprozeß fortsetzt. Durch das sofortige Kaltmachen behält das Gemüse auch seine schöne Farbe.

PLATIEREN:
Dünn geschnittenes Fleisch in eine Folie schlagen und mit einem schweren Fleischklopfer gleichmäßig klopfen.

KNOBLAUCH:
sollten Sie nur fein schneiden und nicht pressen oder quetschen, da sein Geschmack sonst alle anderen übertönt und nicht, wie wir es wollen, seine heilsame Wirkung und seinen Geschmack elegant und angenehm abgibt.

Vom kulinarischen Standpunkt aus trennt man Schafe in drei Arten. Erstens der Hammel (Le Mouton), das völlig entwickelte, beziehungsweise ausgewachsene Tier, ca. ein Jahr alt, kastriert, sowohl männlich als auch weiblich. Zweitens das Lamm (l'agneau) worunter die jungen entwöhnten, aber noch nicht völlig ausgewachsenen Tiere zu verstehen sind. Dessen Fleisch ist natürlich dem des ausgewachsenen Hammels vorzuziehen; Alter ca. acht bis neun Monate. Und drittens das Milchlamm (l'agneau de lait), d.h. das noch nicht entwöhnte Tier, das noch nicht gegrast hat. Die beste Sorte kommt aus dem Pauillac. In Deutschland und Schottland als auch in Übersee wie etwa Neuseeland wachsen ebenfalls hervorragende Lämmer heran. Ich empfehle Ihnen für dieses Rezept entweder das normale Lamm oder das Milchlamm,

da der ausgewachsene Hammel einen sehr intensiven und teilweise tranigen Geschmack hat. Lammfleisch sollten Sie stets frisch und nur beim Metzger Ihres Vertrauens kaufen, da Sie sonst Gefahr laufen, Schafsfleisch zu bekommen, das nicht Ihren Erwartungen entspricht. Wenn Sie das Fleisch vor dem Verbrauch einige Tage in Olivenöl marinieren, erhalten Sie durch den Reifungsprozeß des Fleisches ein noch zarteres und schmackhafteres Endprodukt.
Lammkoteletts oder auch die Scheiben, genannt Medaillons, werden aus dem Rücken geschnitten. Den Fettrand sollten Sie ein- oder abschneiden. Das Lammfleisch sollte nach dem Braten innen noch leicht rosa sein.
Bei diesem Rezept verbindet sich das hochwertige Carnitin aus Lammfleisch mit dem edlen Olivenöl und liefert schlackfreie Energie. Die Gewürze und Kräuter haben eine hohe naturheilkundliche Wirkkraft. Thymian wirkt desinfizierend und ist antibakteriell. Basilikum ist nicht nur eine außergewöhnlich aromatisierende Pflanze, sie stabilisiert den Magen- und Darmtrakt und wirkt gegen Nervosität, Angstzustände, Depressionen und sogar Migräne. Kerbel enthält einen wichtigen Stoff, der das Blut verdünnt und so die Feindurchblutung verbessert. Im Volksmund heißt es auch, Kerbel sei gut gegen die Frühjahrsmüdigkeit.

Kleines Küchenlexikon:

GLACIEREN:
Franz. für »Überglänzen«; durch Übergießen oder Einpinseln. Kann aber auch bedeuten: Einkochen im eigenen Saft je nach Rezeptabfolge. Glaciert werden kann aber auch mit Gelee, Zucker oder Zuckerguß.

WARMSTELLEN:
Bei mittlerer bis niedriger Temperatur ca. 50 bis 70 Grad, um Gerichte für kurze Zeit warm zu halten.

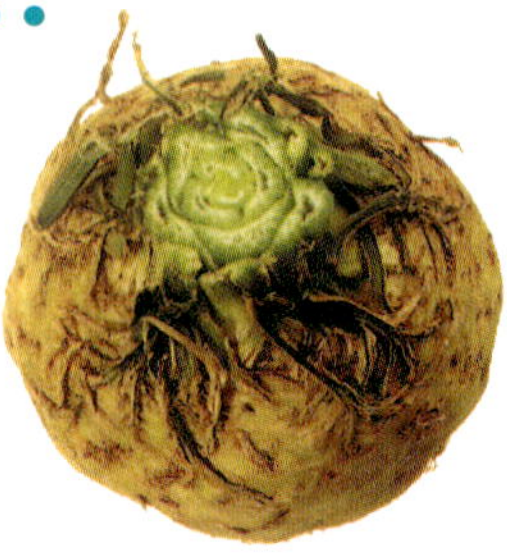

Linsengemüse einmal anders serviert

ZUTATEN:

250 g Linsen (über Nacht in Wasser eingeweicht); 3 Karotten, geschält; 1 halber Knollensellerie, geschält; 2 Zwiebeln, geschält; 5 Kartoffeln, geschält; Salz und Pfeffer; Petersilie; Thymian; ca. 1 bis 1 $^1/_2$ l Geflügelbrühe; 1 EL Tomatenmark; 0,1 l Rotwein; 1 Spritzer Rotweinessig; 2 ungeschälte Knoblauchzehen; 2 Lorbeerblätter; 8 große Scheiben geräucherte Putenbrust, ca. 3 mm dünn geschnitten (bei jedem guten Metzger erhältlich); etwas Öl

ZUBEREITUNG:

Die Gemüse in gleichmäßig feine Würfel von ca. 0,5 cm schneiden. Die eingeweichten Linsen abschütten und abtropfen lassen. In einem großen Topf etwas Öl erhitzen und die Linsen darin kurz angehen lassen, dann das fein geschnittene Gemüse hinzugeben und kurz anziehen lassen.

Anschließend das Tomatenmark in den Topf geben und mit dem Rotwein sowie einem Spritzer Rotweinessig ablöschen. Das Ganze einmal richtig aufkochen lassen und mit der Gemüsebrühe so auffüllen, daß es das Gargut bedeckt. Die Knoblauchzehen und die Lorbeerblätter hinzufügen, eine Prise Salz und etwas Pfeffer mit hinzugeben und das Ganze langsam bei schwacher Hitze kochen, bis das Gemüse und die Linsen weich sind. Hierbei immer wieder rühren und gegebenenfalls mit der restlichen Gemüsebrühe auffüllen. Wichtig ist hierbei, daß Sie nicht zuviel Flüssigkeit hinzugeben, da es sonst eine Linsensuppe wird und kein Linsengemüse. Wenn die Linsen weich sind, das Ganze je nach Gusto mit Salz und Pfeffer, eventuell auch mit ein wenig kretischem Joghurt verfeinern.

Kurz vor dem Anrichten die gehackten Kräuter in das Gemüse geben und immer zwei Scheiben Putenbrust versetzt aufeinander auf jeweils einen gewärmten Teller legen. Etwas Linsengemüse auf die Putenbrustscheiben geben und das Ganze zu einer Rolle formen. Kurz im Backofen bei Oberhitze noch einmal warm stellen und eventuell mit ein wenig Olivenöl glacieren.

Gefüllte Zwiebeln

ZUTATEN:

(für 4 Personen)

4 weiße Gemüsezwiebeln; etwas Thymian; 2 EL Olivenöl; 250 g griechischer Feta-Käse; 2 Eigelb; Salz und Pfeffer aus der Mühle; 2 EL geröstete Pinienkerne; 4–5 EL Gemüsebrühe; 6 fein geschnittene Basilikumblätter; etwas Weißwein

ZUBEREITUNG:

Die Zwiebeln schälen und in Salzwasser ca. 15 Minuten garen. Quer halbieren und aushöhlen. Das Zwiebelinnere fein schneiden, mit dem Olivenöl andünsten und mit dem Weißwein ablöschen, dann vom Feuer nehmen. In einer Schüssel das erkaltete Fruchtfleisch, die Pinienkerne, die fein geschnittenen Kräuter, den Feta-Käse und das Eigelb zu einer homogenen Masse zusammenrühren und mit etwas Salz und Pfeffer abschmecken.

Das Ganze dann in eine mit Olivenöl ausgefettete Cocotte setzen, mit der Brühe begießen und im 180 Grad heißen Backofen ca. 20 bis 35 Minuten fertig garen.

TIP:

Setzen Sie die heißen und gratinierten Zwiebeln auf ein paar fein geschnittene Tomatenscheiben, die Sie mit Balsamico, Olivenöl, Salz und Pfeffer und einer Spur Knoblauch vorher mariniert haben.

Mittlerweile bereichern Gemüse unseren Speiseplan nicht nur als Beilage, sondern auch als schmackhaftes Hauptgericht. Sie trotzen vor Vitaminen und Enzymen, die für unseren Körper in kalten und unwirtlichen Jahreszeiten nützliche Helfer sein können.

Die Paprikaschote war eines der ersten Gemüse, das gefüllt auf unseren Tisch kam. Aber außer ihm gibt es noch viele andere Gemüsesorten, die sich dazu eignen, mit schmackhaften Mischungen gefüllt zu werden und als Hauptgericht oder in kleinerer Variante als Beilage auf den Tisch zu gelangen. Eine davon ist die Zwiebel, vorzugsweise die weiße oder blaue Gemüsezwiebel

Kleines Küchenlexikon:

ANDÜNSTEN:
Das Garen im eigenen Saft mit Zugabe von sehr wenig Fett, vorzugsweise Ölen und Flüssigkeit bei einer Temperatur von ca. 100 Grad Celsius im geschlossenen Topf oder in einer abgedeckten Pfanne.
Das Dünsten ist eine der einfachsten und schonensten Garmethoden, da wenig Nähr- und Wirkstoffe verloren gehen. Bei wasserarmen Nahrungsmitteln muß mehr Flüssigkeit, bei wasserreichen Zutaten weniger Flüssigkeit zugeben werden. Das Öl verbessert den Geschmack und erschließt fettlösliche Vitamine aus den Pro-Vitaminen. Nähr- und Wirkstoffe bleiben in der Dünstflüssigkeit, was dem Ganzen einen guten Geschmack gibt.

ABLÖSCHEN:
Das Lösen von Röststoffen, die beim Anbraten in der Pfanne oder im Topf entstanden sind, dient zur Herstellung einer Sauce. Flüssigkeit wird angegossen und kurz aufgekocht.

COCOTTE:
Eine feuerfeste Form, die sich zum Gratinieren oder Überbacken eignet, vorzugsweise aus Steingut oder Porzellan.

Bei diesem Rezept liegen aus medizinischer Sicht zwei mittlerweile wissenschaftlich sehr genau erforschte Schwerpunkte vor. Einmal die Mischung aus Gemüsezwiebel und Olivenöl und zum anderen der griechische Fetakäse mit seinen Betacaseinen.
Wie bereits erwähnt, hat die renommierte 7-Länder-Studie eindeutig bewiesen, daß die kretische Bevölkerung und auch die Bevölkerung Campodimeles auf Grund ihrer spezifischen Ernährung zu 95-98 Prozent weniger an Herzinfarkt und zu 50 Prozent weniger Krebs erkrankt. Damit erreichen sie ein Lebensalter von durchschnittlich 103,7 Jahren. Zentraler Bestandteil dieser Ernährung sind essentielle Fettsäuren (Olivenöl), die Zwiebel und Hülsenfrüchte. Sauermilchprodukte aus Ziegen- und Schafsmilch beinhalten sehr viel Betacaseine, die immunologisch hochsignifikant wirken und sogar das Krebsrisiko senken. Augenblicklich beginnt die Zwiebel ihren ungeahnten Höhenflug. Sie hat jetzt schon wissenschaftlichen Analysen zufolge die Wirkung von

Knoblauch weit übertroffen und wird in Zukunft eine sehr zentrale Stellung in der gesunden Ernährung der Bevölkerung einnehmen. Ihre Inhaltsstoffe wirken auf die Arachidonsäure und hemmen so die Verklumpung der Blutplättchen. Sie senken außerdem die Blutfette und den Blutzucker bei Gesunden, wie auch bei Patienten, die an Diabetes sowie an Fettstoffwechselstörungen leiden. Die Wirksubstanzen dieses Gemüses wirken außerdem blutverdünnend und reduzieren den oxidativen Streß, der heutzutage meist erhöht ist, und hemmen Entzündungen.
Die Zwiebel selbst wirkt wie ein Antibiotikum antibakteriell. Man schreibt in der Erfahrungsmedizin sogar Sensationsberichte von Helicobacter, dem lästigen Magenkeim. Kombiniert man die Zwiebel mit Öl, so werden die Freßzellen angeregt, schlechtes Cholesterin vermehrt zu vernichten und Radikale zu eliminieren.
Die neuesten Untersuchungen der Berliner Charité weisen eine sehr beachtliche Blutdrucksenkung nach, die sehr schnell einsetzt und langfristig anhält. Der Blutdruck wird in Zahlen systolisch wie auch diastolisch um mindestens 10 Prozent gesenkt. Somit wird klar, daß die Wirksubstanzen der Zwiebel gegen Arteriosklerose wirken müssen, da sie alle Risikofaktoren heilen: Der Blutdruck, die Blutfette und der Blutzucker werden gesenkt. Zudem haben die Stoffe einen antientzündlichen und antibiotischen Charakter. Kombiniert man sie mit denen des Olivenöls, werden die gesamten Effekte noch verstärkt. Betrachtet man diesen wissenschaftlich belegten Wirkstoffkomplex, wird deutlich, daß der Einsatz der Zwiebel den des Knoblauchs weit übertrifft. Medikamente aus Spezialzwiebeln und Öl wurden bereits an der Charité untersucht (Allium C Kapseln).

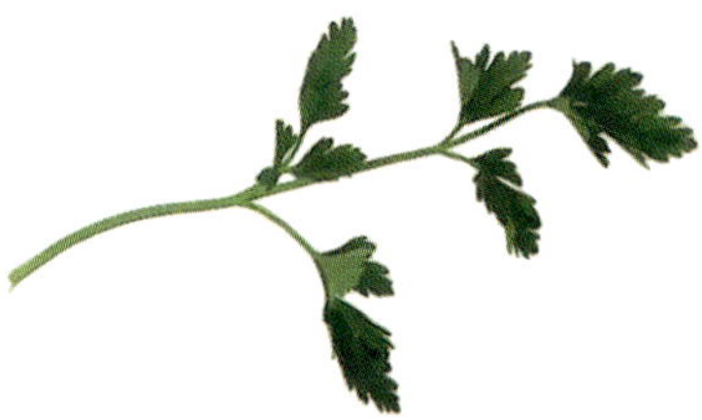

Mariniertes Freiland-Hähnchen

ZUTATEN:
(für 4 Personen)
1 küchenfertige Poularde

Für die Marinade:
ca. $^1/_2$ l Weißwein; 0,4 l Olivenöl; 0,1 l Limonenöl; 5 klein geschnittene Chilischoten; 1 kleines Sträußchen Thymian; 1 kleines Sträußchen Rosmarin; 1 kleines Sträußchen Blattpetersilie; 2 TL scharfer Senf; 8 ungeschälte Knoblauchzehen; 6 frische Lorbeerblätter; 2 Zitronen; 2 EL Paprikapulver, scharf; 2 EL Paprikapulver, edelsüß

ZUBEREITUNG:
Den Weißwein mit beiden Ölen, Senf, Paprikapulver und Chilischoten in eine Schüssel geben und gut verrühren. Die Zitronen halbieren und mit einer Gabel mehrfach einstechen und ein wenig andrücken, so daß sie den Saft gut abgeben können. Dann die Poularde mit den Knoblauchzehen, den Zitronen und den Kräutersträußchen füllen.

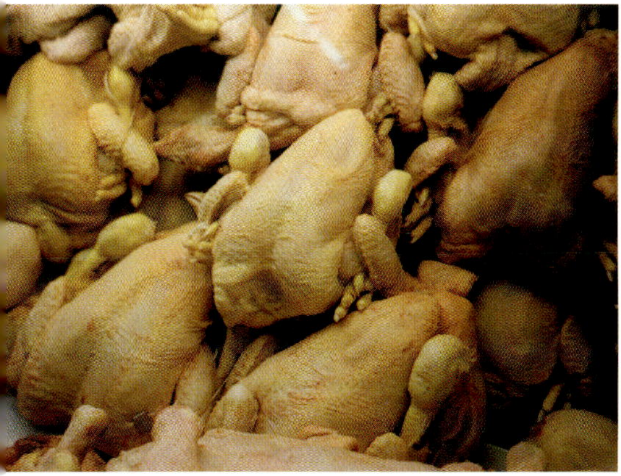

Anschließend die angerührte Marinade in die Poularde hineingießen, den Rest in ein kleines Gefäß geben und damit das Geflügel begießen, so daß das Fleisch von allen Seiten gut bedeckt ist und alles gleichmäßig mariniert ist.
Sollte die Menge der Marinade nicht ausreichen, so können Sie durch Vervielfachung des Marinadenrezeptes das Ganze dementsprechend ergänzen. Die Poularde sollte mindestens 24 Stunden mit Klarsichtfolie abgedeckt marinieren.
Mir persönlich hat sie allerdings nach drei Tagen in der Marinade am besten geschmeckt, da alle Aromen in das Fleisch übergegangen sind

und sich beim nachfolgenden Braten noch verstärkt haben. Nach dem Marinieren das Huhn auf ein Backblech geben (Tip: Sie können es noch ein wenig mit Paprikapulver und ganz wenig Chilipulver bestreuen, die Haut wird dadurch noch etwas knuspriger und verstärkt den leicht scharf-peppigen Geschmack.) Mit wenig Salz würzen und im vorgeheizten Backofen auf 200 Grad ca. 30 bis 45 Minuten braten; währenddessen immer wieder mit dem Bratensatz beziehungsweise der Marinade übergießen.
Es empfiehlt sich, die Poularde vor dem Braten zu dressieren, so daß das Geflügel nicht austrocknet.
Als Beilage eignen sich hervorragend Petersilienpüree, aber auch unsere gefüllten Zwiebeln.

Der französische König Henry IV. ging als guter Herrscher in die Geschichte ein, weil er seinen Untertanen für jeden Sonntag ein Huhn für den Topf versprochen hat. Dies war zur damaligen Zeit keineswegs eine Selbstverständlichkeit, und anders als heute war ein zartes Huhn eine der feinsten Speisen der fürstlichen Tafeln.

Kleines Küchenlexikon:

DRESSIEREN:
Das Dressieren beziehungsweise das Binden von Geflügel dient dazu, ein gleichmäßiges Garergebnis zu erzielen. Die Keulen werden dabei vor die dünneren Teile der Geflügelbrust geschoben.

MARINIEREN:
Marinieren war bereits bei den Alchemisten des Mittelalters ein wichtiges Verfahren, hochwertige Zellstrukturen zu schützen und Heilwirkung in das Nahrungsmittel zu transportieren.

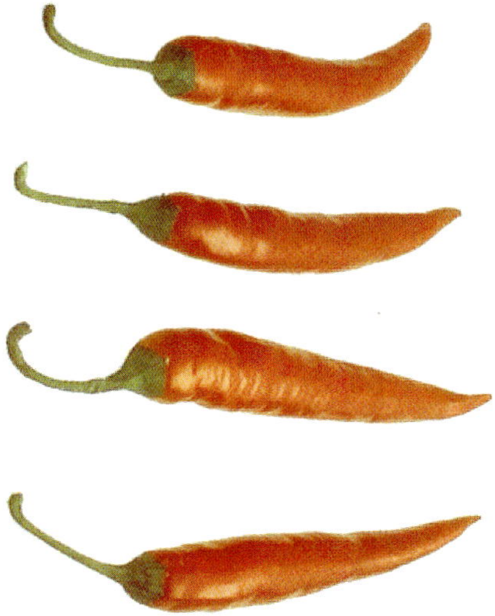

Amerikanische Wissenschaftler einer Universität verglichen letztes Jahr im Rahmen einer Untersuchung gebratene, zuvor nach unserem Rezept marinierte Hähnchen mit normal knusprig gebratenen Hähnchen. Das Ergebnis war frappierend und scheinbar so relevant, daß es in den meisten internationalen Zeitungen veröffentlicht worden ist. Ein normal gebratenes Hähnchen hatte ein hohes Maß an krebsauslösenden Stoffen, während sein mariniertes Pendant völlig frei von kanzerogenen Substanzen war. Nähere Untersuchungen ergeben, daß marinierte Hähnchen alle krebserregenden Stoffe verlieren. Die Radikalfänger und die Gewürzmischungen schützen das Zellgut des Hähnchens derart, daß keine radikalen gefährlichen Stoffe entstehen können. Verantwortlich dafür sind Resveratol des Weißweins (100fach wirksamer als Vitamin E), Alpha-Tocopherol des Olivenöls, Vitamin C aus Zitronen, Allizin aus dem Knoblauch und vieles mehr. Alle diese Substanzen fangen Radikale und schützen so die Zellen vor Veränderung. Geflügel und deren Fette sind insgesamt medizinisch hochwertig. Wird das Hähnchen mariniert, werden allein durch Chili viel Vitamin A, B, C, Carotin, Flavonoide und alkalische Fettsäuren zugeführt. Diese stimulieren die Magensäfte, wirken antiseptisch und antibakteriell und helfen gegen Depressionen wie ein Nerventonikum. Die Effekte von Thymian und Petersilie sind bereits früher beschrieben worden. Rosmarin jedoch enthält viele Bitterstoffe und Gerbsäure, die die Verdauungssäfte zusätzlich stark aktivieren. Außerdem stärkt er das Nervensystem und fördert den Verdauungsvorgang.
Senf erhöht im Magen-Darm-Trakt die Durchblutung und fördert so die Verdauungssäfte. Knoblauch selbst hat viel Vitamin A und Jod, das ebenfalls die Verdauungsdrüsen anregt. Es erhöht die Durchblutung und senkt den Blutdruck und die Blutfette. Lorbeer ist bei diesem Rezept besonders durch seinen Gehalt an ätherischen Ölen ausgezeichnet, insbesondere Eukalyptol sowie Gerb- und Bitterstoffe. Hinzu kommt seine appetitanregende Wirkung; er hilft auch bei Verdauungs-

beschwerden. In der Zitrusfrucht der Limetten ist besonders viel Limoneen. Es unterstützt Leber und Dünndarm bei der Entgiftungsarbeit. Dort kann das Limoneen ein bestimmtes Enzym aktivieren, das im Körper Giftstoffe, insbesondere Schwermetalle, bindet und sie ausleitet. Außerdem wird in der Literatur seine vorbeugende Wirkung gegen Magen-, Brust- und Lungenkrebs beschrieben. Letztlich wird auch hier der besondere Schutz von Bratgut vor krebsauslösenden Stoffen erklärt. Als letzten Pfiff integriert dieses Rezept die heilsame Wirkung von Paprika. Sie hilft gegen Krankheitserreger in Magen und Darm, regt die Verdauung an, aktiviert die Schleimhäute, steigert die Abwehrkraft und beugt Thrombosen vor. Kein Gemüse hat mehr Vitamin C als Paprika, ebenso unerreicht ist dessen Menge an Vitamin E. Deswegen empfehlen Spezialisten Paprika in seinen leuchtenden Farben grün, orange, gelb und rot insbesondere den abwehrgeschwächten Menschen, die bei jeder Erkältungswelle als erstes mit Husten und Schnupfen reagieren oder häufig unter entzündeten Nasen- und Schleimhäuten sowie Kieferhöhlen leiden. Eine Portion Paprika (200 g) enthält 7,2 g Ballaststoffe, 5 mg Vitamin E, 280 mg Vitamin C und hat nur 40 kcal. Bevorzugen Sie jedoch rote Paprika. Sie liefert oft die doppelte bis dreifache Menge an Vitaminen und weiteren wichtigen Heilstoffen der andersfarbigen Sorten.
Aus der Sicht des Mediziners kann man Patienten in der Tat gesund kochen. Meiner Meinung nach kann darüber hinaus genauso intensiv Prävention betrieben werden. Karl der Große hat dies bereits 800 nach Christus gewußt, als er einen der größten königlichen Gärten hat anlegen lassen. Die darin wichtigen Heilpflanzen erhielten den Titel »Freund des Arztes und Ruhm des Kochs«.

Spargel in der Folie mit Bärlauch-Schmand

ZUTATEN:

pro Person etwa 7 bis 8 Stangen Spargel, die gleich dick sein sollten; Salz; Zucker; etwas Rapsöl; eventuell etwas Zitrone

ZUBEREITUNG:

Zwei große Bögen extrastarke Alufolie übereinander legen. Den geschälten Spargel auf die Folie legen, mit Salz, Zucker und Zitrone würzen und mit ein wenig Rapsöl begießen. Danach die beiden Folien darüber schließen und so zusammenfalzen, daß das Paket gut verschlossen ist.

Den Backofen auf ca. 180 bis 200 Grad vorheizen und den Spargel auf einem Backblech ca. 35 bis 45 Minuten garen, je nach Kalibrierung. Danach den Spargel aus dem Ofen nehmen und noch ein wenig ruhen lassen.

FÜR DEN BÄRLAUCH-SCHMAND:

100 g Schmand; 1 Zitrone; Salz; Pfeffer; etwas Cayennepfeffer; ein wenig Milch; ca. 30 g Bärlauch, in feine Würfel geschnitten (die Hälfte der Würfel kurz in heißes Wasser eintauchen, dann abschrecken und wieder zu den rohen Würfeln dazugeben)

ZUBEREITUNG:

Den Schmand in eine Schüssel geben, mit Salz, Pfeffer, Zucker und Cayennepfeffer würzen, mit der Zitrone abschmecken und zum Schluß den Bärlauch unterziehen.

Ich empfehle, den warmen Spargel in den geschlossenen Paketen am Tisch zu servieren und erst dort zu öffnen, damit sich das Aroma direkt am Tisch voll entfalten kann, um ihn dann mit dem Bärlauch-Schmand zu genießen. Als Beilage eignen sich hier neue Kartoffeln besonders gut.

Ein Nachteil des Spargels ist, daß es ihn nur wenige Wochen im Frühjahr zu kaufen gibt. Dieses Gemüse besitzt so wenig Kalorien, daß selbst eine Portion von 500 g kaum zu Buche schlägt. Diese Menge hat es allerdings bezüglich der darin enthaltenen Nährstoffe in sich: Der Tagesbedarf an Vitamin C und Folsäure wird abgedeckt. Hingegen wird das Tagessoll an Vitamin E, B1 und an Eisen sogar überschritten.

Spargel entwässert, hilft bei Bluthochdruck, aktiviert den Darm, beugt in der Schwangerschaft Risiken vor und ist eine vitalstoffreiche Schonkost. Besonders die hohe Menge an Kalium, Magnesium, Kalzium, Folsäure und Vitamin C regulieren Wasserhaushalt und Blutdruck. Auch der Aromastoff Asparagin im Spargel sorgt dafür, daß viel Wasser ausgeschieden wird. Verwenden Sie Salz beim Würzen des Spargels sparsam und nehmen Sie lieber Kräuter. Der Spargel regt neben der Niere auch den Darm zu mehr Leistung an und dient so der Entschlackung. Entscheidend dabei sind die großen Mengen an Ballaststoffen.
Die wichtigsten Krankheiten, bei denen aus naturheilkundlicher Sicht Spargel als Therapeutikum eingesetzt werden kann, sind Osteoporose, Krebs und Herz-Kreislauferkrankungen. Gleichzeitig vertreibt die Kombination aus Eisen, Magnesium und B-Vitaminen viele Alltagsbeschwerden wie Kopfschmerzen, Konzentrationsmangel oder Unlust. Auch typische Regelschmerzen werden durch Spargel vielfach erträglicher. Bei Gichtpatienten ist Vorsicht geboten, da Spargel die Harnsäure erhöht. Der grüne Spargel ist noch vitamin- und mineralstoffreicher als der weiße und damit noch gesünder. Kombiniert man ein Spargelgericht mit Bärlauch, übertrifft man die Heilwirkung des Knoblauchs bei weitem. Bärlauch ist ein echter Blutreiniger und dient der Frühjahrsentschlackung in besonderem Maße und wirkt als Fitmacher. Im Mittelalter war in vielen Klöstern der Anbau von Bärlauch wegen seiner aphrodisierenden Wirkung verboten, um bei den Mönchen sexuellen Problemen vorzubeugen.
An der Universität Maastricht wurde bewiesen, daß Magensäureblocker und Bärlauch das Bakterium Helicobacter pylorie, den Auslöser der Magenschleimhautentzündung, zerstören, während Antibiotika oft versagen. Deswegen wird Bärlauch auch als »russisches Penicillin« bezeichnet. Ein Sprichwort aus den Zeiten der Pest sagt alles über die Bedeutung dieses Krauts: »Eßt Knoblauch und Bibernell, so sterbet ihr nicht so schnell«. Bärlauch wirkt gegen viele Krankheitskeime im gesamten Körper, regt die Verdauung an, senkt erhöhte Blutfettwerte und erhöhten Blutdruck. Geben Sie Bärlauch erst am Ende des Kochens hinzu, so werden seine Enzyme richtig aktiv. Die anderen Zutaten dieses Rezeptes, wie etwa Rapsöl mit seinen essentiellen Fettsäuren und Zitrone als Radikalfänger, ergänzen optimal die Wirkung des Spargels. Wichtig ist hier noch der Schmand mit hochwertigen Inhaltsstoffen wie Betacaseine, die durch Bärlauch in ihrer gesunden Wirkung noch verstärkt werden.

Mille feu vom Maibock mit Feldsalat

ZUTATEN:
400 g parierter Maibockrücken; 30 g Keimöl; Salz und Pfeffer; 1 Platierer; 5 gedrückte Wacholderbeeren; 1 Sträußchen Thymian

Für das Gemüse:
1 große Karotte neuer Ernte, geschält, in ca. 3 mm dicke Scheiben geschnitten; 3 Stangen Staudensellerie, gewaschen, ebenfalls in 3 mm dicke Scheiben geschnitten; 2 Bund Frühlingszwiebeln, geputzt, gewaschen, fein geschnitten ; 1 Apfel, geschält, in feine Würfel geschnitten; etwas Blattpetersilie, fein geschnitten; Salz; Zucker; 1 Reiber Muskat; etwas Weißwein; etwas Traubenkernöl zum Anbraten

Für den Salat:
ca. 100 g geputzten und gewaschenen Feldsalat; fein geschnittener geräucherter Speck ohne Schwarte und ohne Knorpel, ca. 30 g pro Person; zum Anmachen empfehle ich eine Vinaigrette

ZUBEREITUNG:

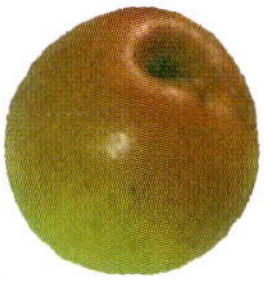

Das Traubenkernöl in einer Pfanne leicht erhitzen und den Sellerie sowie die Karotten darin leicht glasieren. Wenn die beiden Gemüse dreiviertel gar sind, den Apfel und die Frühlingszwiebeln hinzugeben. Das Ganze mit Zucker leicht karamellisieren lassen, mit einem Spritzer Weißwein ablöschen und mit Salz und Pfeffer würzen. Zum Schluß dem Ganzen mit einem Reiber frische Muskatnuß den Pfiff einhauchen. Das Gemüse beiseite stellen und warmhalten. Den Maibockrücken in ca. 30 g schwere Scheiben schneiden (ca. 3 Stück pro Person), mit dem Platierer gleichmäßig dünn klopfen (ca. 0,5 cm dick).

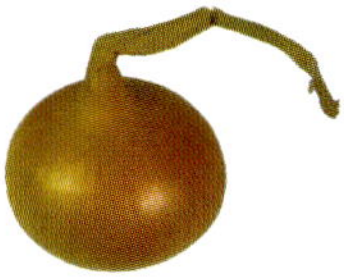

Die Maibockscheiben mit Salz und Pfeffer würzen und mit dem Keimöl, dem Thymian und den gedrückten Wacholderbeeren bei mittlerer Hitze rosa braten. Danach im Wechsel mit den warm gestellten Gemüsen, die Sie kurz vor dem Servieren mit der fein geschnittenen Blattpetersilie vermischt haben, zu einem Turm aufschichten. Das Ganze auf Tellern anrichten und mit dem marinierten Feldsalat umlegen. Zum Schluß den gewürfelten Speck ohne Öl kurz in einer Pfanne auslassen und über dem Salat verteilen.

Der Maibock unseres Rezeptes ist wie geschaffen, einen energiereichen Start für die Diät vorzubereiten. Anhand des menschlichen Herzmuskels ist der in Fleisch enthaltene Stoff Carnitin samt seiner Wirkung bereits beschrieben worden. Diese Substanz kommt hauptsächlich in Muskelzellen vor. Insbesondere das Fleisch von Tieren, die viel Laufenergie benötigen – beispielsweise Wild –, ist reich an Carnitin.
Nach unserer schönen Entschlackungskur kommt diese Energiebombe gerade recht. Wie gut die Zwiebel diesen Aspekt unterstützt, wissen wir aus den groß angelegten Studien der Charité. Sie tötet nicht nur alle schädigenden Keime im Körper ab, sondern erhöht auch die Durchblutung des Feingewebes ganz erheblich. Der Blutdruck wird optimiert, Blutfette und Blutzucker gesenkt. Thymian unterstützt diesen Prozeß auf Grund der enthaltenen ätherischen Öle, dem immunologisch hochwirksamen Thymol. Zugleich gibt Thymian allen Bauchorganen eine intensive gleichmäßige Wärme, wie sie etwa von Glut ausgeht. Petersilie zum Energieaufbau mit Kalium (Herz-Kreislauf), Calcium (Muskelarbeit, Aufbau von Knochen und Zähnen), Eisen (Blutbildung) und Mangan (Blutzuckersenkung, gute Laune, bessere Stimmung) hat eine ergänzende Funktion und wirkt wasserausschwemmend und entschlackt. Die Hormone werden ohnehin ausgleichend reguliert, was bei der Umstellung der Drüsen durch die sommerliche intensivere Sonneneinstrahlung wünschenswert ist. Dafür ist in diesem Rezept der Apfel, der König der Gesundmacher, hauptverantwortlich. Wählen Sie biologisches Obst, das nicht durch die Politur anspricht, sondern viele wichtige gesunde Inhaltsstoffe enthält (Carotin, Vitamin B, reichlich Vitamin C, Flavone, Kalium, Calcium, Phosphor, Eisen, Natrium). In dieser wertvollen Frucht schlummern insgesamt über 300 wichtige Biostoffe. Die organischen Säuren entgiften die Leber, und Pektin hat eine signifikante Heilungswirkung auf Darm und Gefäße.
Es neutralisiert außerdem Giftstoffe, stoppt unerwünschte Erreger, bindet Gallensäuren und fördert den Abbau von Cholesterin. Äpfel unterstützen den Heilungsprozeß bei Entzündungen. Die Inhaltsstoffe sind wirksam gegen Viren sowie Bakterien. Nicht umsonst schützen sie den Dickdarm vor Krebs.
Auch der Sellerie spielt hier eine besondere Rolle als Reiniger, Schlankmacher und als Mittel gegen Streß.

Geeiste Gemüsesuppe

ZUTATEN:

(für 4 Personen)
2 Eigelbe (möglichst von Bioland-Eiern); 120 g Rapsöl; 40 g Olivenöl; 0,2 l Tomatensaft; 0,2 l Gurkensaft; 0,2 l Paprikasaft von roten Paprika; 1 Spritzer Rotweinessig; Salz und Pfeffer aus der Mühle; 1 Sträußchen Basilikum; 1 ungeschälte Knoblauchzehe; 2 scharfe Chilischoten; 1 Messerspitze Senf

ZUBEREITUNG:

Die Eigelbe und den Senf in eine Schüssel geben und mit dem Rapsöl sowie dem Olivenöl zu einer Mayonnaise aufschlagen. Die Tomaten, die geschälten und entkernten Gurken und die sauber zugeputzten Paprikaschoten getrennt voneinander entsaften. Die einzelnen Gemüsesäfte langsam in die Mayonnaise einrühren und mit Salz, Pfeffer und etwas Rotweinessig abschmecken. Die gedrückte Knoblauchzehe sowie die halben Chilischoten und den Basilikum für ca. $^{1}/_{2}$ Stunde, je nach Geschmack auch länger, zum Ziehen hineingeben. Anschließend die Suppe auf Eis oder ins Eisfach stellen und abgedeckt gut durchkühlen lassen. Kurz vor dem Servieren mit einem Stabmixer schaumig aufschlagen und in gut durchgekühlten Suppentellern oder -tassen servieren.
Als Suppeneinlage empfehle ich Ihnen einen leichten Kräuterquark oder ein kurz gebratenes, mariniertes Fischfilet, wie wir es schon in unserer Entschlackungsserie rezeptiert haben.

TIP:

Benutzen Sie zum Einkühlen der Suppe eine Glas- oder Chromaganschüssel, da diese Materialien die Kälte besser leiten.

Hierbei handelt es sich um eine ideale Erfrischung für heiße Sommertage, denn die Suppe ist leicht, harmonisch und bekömmlich. Die rohen Gemüsesäfte liefern den Grundstock und bestimmen den zarten, aber dennoch schmackhaften Charakter dieses ebenso einfach wie schnell zubereiteten Gerichtes.

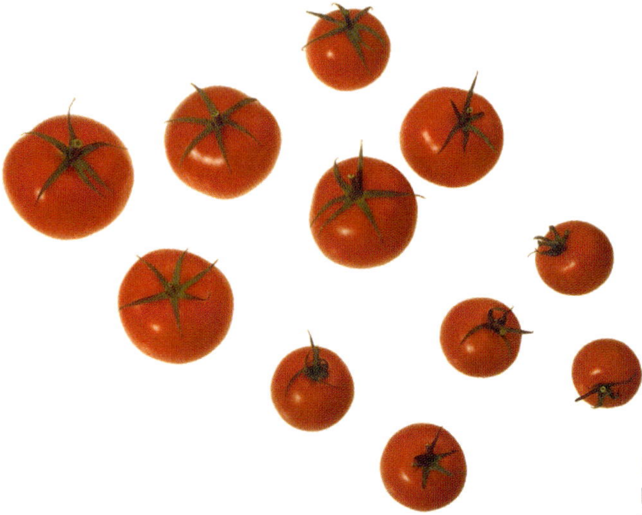

In den ältesten Überlieferungen der chinesischen Medizin werden warme und kalte Speisen eingesetzt, um den Körper zu harmonisieren und seine Kerntemperatur auszugleichen. So werden im Sommer, aber auch bei starker innerer Hitze oder Überhitzung, das Getränk oder die Suppe kalt eingenommen. Keineswegs heißt dies jedoch eiskalt, sondern einfach nur kühl. So entsteht Wohlbefinden. Das alchemistische Gesetz der Harmonie im menschlichen Energiezentrum wird so gewahrt. Der Gurkensaft erfüllt in diesem Rezept alle gewünschten medizinischen Anforderungen. Gurke erfrischt, sie hat eine Menge Wasser und auch noch unzählige Elektrolyte gespeichert. Sie übertrifft bei weitem jeden synthetischen Sportdrink.

Die ersten Gurkensamen von 9750 vor Christus wurden in einer Höhle an der thailändisch-burmesischen Grenze gefunden. In heißen Ländern wird die Gurke als »grüne Wasserflasche« bezeichnet. Kaiser Tiberius nahm auf seinen Feldzügen immer Gurken in fahrbaren Treibhäusern mit, weil sie erfrischen und stärken. Sie hat nur 13 Kalorien pro 100 g und ist gut gegen Gicht und Rheuma. Gurken haben den höchsten Basenüberschuß und enthalten sehr viel Kalium und Magnesium. So wirken sie auch wassertreibend, entschlacken den Körper und entlasten das Herz-Kreislaufsystem. Zugleich enthält dieses Gemüse insulinähnliche Hormone und das schlaffördernde Melatonin. Ihre Pektine regen den Darm an, die Bitterstoffe heizen der Leber und der Galle ein. Auch wird durch Gurken der Hautstoffwechsel aktiviert. Unsere geeiste Gemüsesuppe, die viel Gurkensaft enthält, kann auch bei Fieber getrunken werden, da sie gut kühlt. Außerdem hilft sie gegen fliegende Hitze von Frauen in den Wechseljahren. Zwei wertvolle Öle liefern die essentiellen Fettsäuren, wobei nach neuester Forschung Rapsöl etwa 15 Prozent medizinisch wirksamer und heilender ist als bestes Olivenöl. In der starken Sommerhitze braucht unsere geeiste

Suppe ein Gewürz wie Chili. Es fördert die Durchblutung im gesamten Bauchraum und tötet alle Krankheitserreger im Darm. Auch wirkt es positiv auf den Kreislauf und das Herzschlagvolumen, was bei brütender Hitze sehr wohltuend sein kann. In der Erfahrungsheilkunde gibt den heimlichen Rat, einen akuten Infarkt sofort mit Chili zu behandeln. Wenn kein Arzt anwesend ist, kann man, noch ehe der Notarzt erscheint, einen Löffel Cayennepulver mit Wasser eingeben und eine sehr heiße Kompresse auf die Brust legen. Da es die Blutplättchen hemmt, fördert es die Durchblutung nicht nur am Herzen, sondern kann auch über die Hirngefäße Schlaganfälle verhindern. Gerade an heißen Sommertagen verlieren wir durch Schwitzen viele Elektrolyte. Diese werden durch die Säfte aus Tomate und Paprika (hoher Vitamin C-Gehalt) ausgeglichen. So ist Basilikum mit seinen ätherischen Ölen der krönende Abschluß dieser wunderschönen geeisten Suppe. Es ist magenstärkend und beruhigt sogar bei Nervosität, Angstzuständen, Depressionen, Migräne und Schlaflosigkeit. Zusätzlich soll das Kraut das Denkvermögen steigern. So erreichen Sie aus medizinischer Sicht mit dieser geeisten Suppe nicht nur höchstes Wohlbefinden, sondern einen Ausgleich all jener Dinge, die durch die große Hitze verloren gehen. Sie bleiben stark, frisch und aktiv auch im heißen Sommer.

Gartechniken – Dampfbackofen – Sterneküche

Druckloses Garen mit Dampf war schon im alten China die bevorzugte Art der Essenszubereitung. In der modernen Profi-Küche ist Dampfgaren inzwischen unverzichtbar. Vitamine, Konsistenz und Farbe des Gargutes bleiben nahezu unverändert. Der Eigengeschmack von Fisch, Fleisch und Gemüse kommt voll zur Geltung. Die Antioxidantien, die den Körper vor Krebs schützen sollen, gehen beim Dünsten kaum verloren. In der Mikrowelle verschwinden durchschnittlich 85 Prozent der wertvollen Antioxidantien. Auch finden sich beim normalen Kochen die meisten Inhaltsstoffe an Vitaminen und Spurenelementen im Kochwasser wieder, während sie beim Dampfgaren erhalten bleiben.
Die Firma GAGGENAU hat einfach zu bedienende Geräte entwickelt, die das Dampfgaren als die schonenste aller Garmethoden für den privaten Haushalt verfügbar machen und die Vorteile von Dampf und Heißluft vereinen. Temperaturen von 30 bis 230 Grad können mit Feuchtigkeitsgraden von 100, 80, 60, 30 oder 0 Prozent kombiniert werden. Im folgenden zwei Rezepte aus dem Dampfgartopf:

Lauwarmer geräucherter Saibling mit Schnittlauchsahne und Wachteleiern

ZUTATEN:
(für 4 Personen)
280 g Saiblingsfilet ohne Gräten; 100 g Räuchermehl; 10 Wacholderbeeren; 5 Nelken; 2 Lorbeerblätter; Salz und Pfeffer aus der Mühle; 8 Wachteleier; hausgebeizter Wildlachs; Forellenkaviar

Für die Schnittlauchsahne:
100 g Crème fraîche, Milch, Salz, Zitronensaft; 1 Bund Schnittlauch

ZUBEREITUNG:
Den Saibling in 70 g schwere Stücke schneiden, das Räuchermehl mit den Gewürzen im Räucherofen (oder im Wok) erhitzen, bis starker Rauch entsteht. Die Fischstücke 5 min darin räuchern, ohne sie zu garen. Unmittelbar vor dem Servieren auf den gebutterten gelochten Gareinsatz geben und bei 60 °C und 30 Prozent Feuchtigkeit ca. 3–5 min glasig garen.
Die Wachteleier auf dem gelochten Gareinsatz bei 100 °C und 100 Prozent Feuchtigkeit 3 min dämpfen. Die Eier sollten wachsweich sein. Danach vorsichtig schälen. Den gebeizten Lachs in dünne Scheiben schneiden und die Eier damit umwickeln. Abdecken und kühl stellen. $^1/_2$ Stunde vor dem Servieren aus der Kühlung nehmen.
Die Crème fraîche mit dem Schneebesen glatt rühren, den mit einem scharfen Messer fein geschnittenen Schnittlauch daruntermengen, mit Salz und Zitronensaft abschmecken. Eventuell mit etwas Milch verdünnen, die Konsistenz sollte leicht dickflüssig sein. Den Saibling auf den Tellern anrichten, mit der Schnittlauchsahne nappieren. Die Wachteleier dazu geben und mit Forellenkaviar garnieren.

Rehrücken mit Aromaten im ganzen gebraten und Pfeffersauce

ZUTATEN:
(für 4 Personen)
500 g Rehrücken, ohne Knochen und Sehnen; 2 TL Nelken, 4 Lorbeerblätter; 2 EL Wacholderbeeren; $^{1}/_{2}$ TL weiße Pfefferkörner; 2 Thymianzweige; Salz, Pfeffer; Butter

Für die Pfeffersauce:
6 EL Keimöl; 2 EL gestoßene weiße Pfefferkörner; 300 g Parüren und Knochen vom Rehrücken; 1 weiße Zwiebel; 1 Stange Staudensellerie; 30 g Bauchspeck; 4 cl Cognac; $^{1}/_{4}$ l Fond blanc; 0,8 l flüssige Sahne; 6 Wacholderbeeren; 30 g kalte Butter; Noilly Prat; Salz

ZUBEREITUNG:
Zunächst die Sauce zubereiten. Öl erhitzen und die Pfefferkörner 2 min anbraten. Die Parüren und kleingehackten Knochen zugeben und kurz mitbraten. Gemüse und Bauchspeck, beides grob gewürfelt, zugeben und 10 min bräunen.
Das Bratgut entfetten, mit Cognac ablöschen und mit Fond blanc aufgießen. Auf die Hälfte reduzieren. Sahne zugeben und das Ganze bei mittlerer Hitze und ständigem Umrühren auf ein Drittel reduzieren. Durch ein Tuch passieren und je nach Geschmack zerdrückte Wacholderbeeren in der Sauce ziehen lassen. Wacholderbeeren wieder entfernen. Vor dem Servieren mit kalter Butter binden. Eventuell mit reduziertem Noilly Prat abschmecken.
Die Gewürzmischung in einer Pfanne leicht erhitzen, abkühlen lassen und im Mixer fein hacken. Den Rehrücken mit Salz und Pfeffer in der Gewürzmischung wälzen und in schaumiger Butter leicht anbraten. Im vorgeheizten Dampfbackofen bei 90 °C und 0 Prozent Feuchtigkeit auf dem Rost braten, bis 52 °C Kerntemperatur erreicht sind.
Vor dem Anrichten das Fleisch kurz in Nußbutter schwenken und aufschneiden.

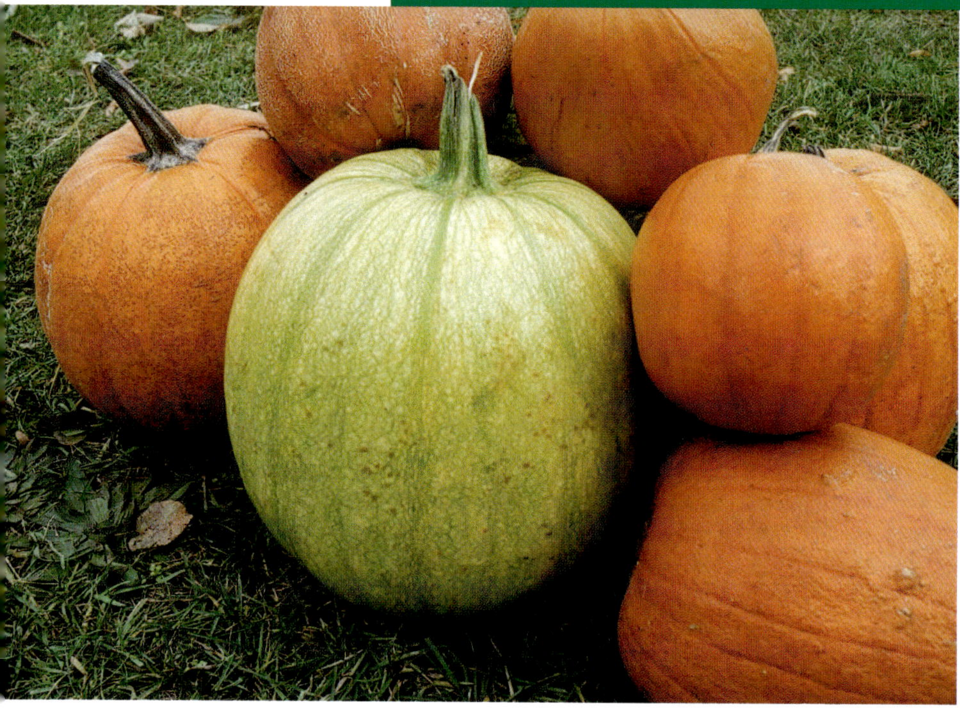

BEI KRANKHEIT
HILFT DIE KÜCHE ZU GESUNDEN.
(TSCHECHISCHES SPRICHWORT)

Die Bürodiät

Viele Menschen scheitern trotz guten Vorsatzes zur gesunden Ernährung und Entschlackung an den praktischen Möglichkeiten. Aus diesem Grunde haben wir diese »Bürodiät« entwickelt. Sie entspricht unseren Prinzipien einer gesunden Ernährung. Ohne viel Aufwand können Sie so zwei Tage vorab diese köstlichen gesunden Salate vorbereiten und in der Mittagspause essen. Sie werden schnell feststellen, daß Sie sich auch am Arbeitsplatz frischer fühlen.
Ihre Mahlzeiten nehmen Sie um 9.00, um 13.00 und zwischen 18.00 und 19.00 Uhr ein. Zum Frühstück trinken Sie Basenbrühe, Kefir, Kombucha oder Gingko, mittags essen Sie einen der Kartoffelsalate, zubereitet nach den folgenden Rezepten, abends Kartoffelsuppe oder Kartoffelpüree. Zu jeder Mahlzeit nehmen Sie eine Carnebolan-Trinkampulle zu sich. Über den Tag verteilt können Sie Basenbrühe, Kambucha, Gingko sowie Kefir zu sich neben, ebenfalls, aber nicht mehr nach 18.00 Uhr, Obst Ihrer Wahl (vgl. auch Tabelle auf S. 74).

Kartoffelsalat

Die Zubereitung von Kartoffelsalat läßt sehr viel Kreativität zu, da es bei diesem Gericht schier unendlich viele Möglichkeiten gibt. Es basiert jedoch immer auf festkochenden Kartoffeln, die noch warm mit Sauerrahm bzw. Brühe angemacht werden.
Hier zwei Grundrezepte, die Sie als Basis für unsere Varianten benötigen:

Grundrezept 1: Kartoffelsalat naturel

FÜR ZWEI PERSONEN:
ca. 400 g festkochende Kartoffeln; 1 Zwiebel; 100 ml heiße Gemüse- oder Geflügelbrühe; Salz und Pfeffer aus der Mühle; 3–4 EL Sherry-Essig, je nach Geschmack; ca. 5 EL Raps- oder Keimöl; etwas Schnittlauch; etwas Senf; 1 Scheibe Knoblauch, fein geschnitten

Grundrezept 2: Kartoffelsalat Crème

FÜR ZWEI PERSONEN:
ca. 400 g festkochende Kartoffeln; 1 Zwiebel; 2–4 EL heiße Geflügel- oder Gemüsebrühe; Salz und Pfeffer aus der Mühle; 3–4 EL Sherry-Essig, je nach Geschmack; etwas Senf; 100 g Sauerrahm; 1 EL Joghurt; 1 Scheibe Knoblauch, fein geschnitten; etwas Kresse zum Garnieren

Die gewaschenen Kartoffeln auf einem Siebeinsatz zugedeckt ca. 30 bis 45 Minuten dämpfen (bis sie weich sind). Wenn Sie einen Dampfdrucktopf benützen, verkürzt sich die Garzeit etwa um die Hälfte. Die Kartoffeln ein wenig ausdampfen lassen. Diese noch heiß schälen und in dünne Scheiben schneiden. Die geschälte Zwiebel in feine Würfel schneiden und mit ein wenig Öl und dem feingeschnittenen Knoblauch kurz in der Pfanne glasig anschwitzen. Mit der Fleischbrühe ablöschen, die Pfanne vom Feuer nehmen und den Senf, den Essig und das restliche Öl sowie Salz und Pfeffer hinzugeben. Das Ganze sollte nur noch warm sein und nicht kochen. Dann den noch warmen Würzfond über die Kartoffeln gießen und alles vorsichtig miteinander vermengen. Den Salat mindestens 15 Minuten durchziehen lassen. Falls nötig, nachwürzen. Bei der ersten Variante den Kartoffelsalat mit feingeschnittenem Schnittlauch bestreuen und servieren.

FÜR VARIANTE 2 GILT:
Nachdem die Kartoffeln den Fond völlig aufgesogen haben, den Sauerrahm und den Joghurt gründlich verrühren. Das Gemisch unter den Salat mengen und mindestens noch einmal 30 Minuten durchziehen lassen. Danach mit allen Gewürzen noch einmal gut nachschmecken. Mit der Kresse bestreuen und servieren.

TIP:
In Frankreich wird anstatt der Brühe auch gerne ein säurebetonter Weißwein verwendet. Achten Sie aber bei dieser Variation darauf, daß Sie mit dem Essig vorsichtig umgehen, da Ihr Kartoffelsalat sonst leicht zu säuerlich werden kann.

Kartoffel-Gurkensalat mit geräuchertem Forellenfilet, Radieschen und geriebenem Meerrettich

Grundrezept Kartoffelsalat naturel

ZUSÄTZLICH:
2 geräucherte Forellenfilets, ohne Haut und ohne Gräten; 6 fein geschnittene Radieschen; $^1/_2$ geschälte und entkernte Gurke, in ca. 4 mm dicke Scheiben geschnitten; etwas frisch geriebener Meerrettich

Unter den marinierten und abgeschmeckten Kartoffelsalat die fein geschnittenen Radieschen und Gurkenscheiben geben, das geräucherte Forellenfilet darauf anrichten und mit dem frisch gehobelten Meerrettich garnieren.

Kartoffelsalat mit Curry

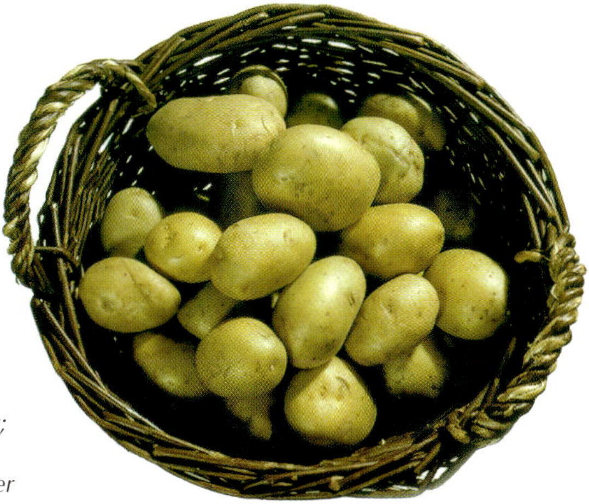

Grundrezept Kartoffelsalat Crème

ZUSÄTZLICH:
$^1/_2$ rote Paprikaschote, geputzt und in feine Würfel geschnitten; $^1/_4$ Salatgurke, geschält, entkernt und in feine Würfel geschnitten; 4 Kirschtomaten, geviertelt; 50 g gekochte Maiskörner; ca. 1 TL Curry; etwas fein geschnittener frischer Koriander

Alle vorbereiteten Gemüse unter den Kartoffelsalat ziehen, den Curry hinzugeben und gut verrühren. Alles herzhaft abschmecken und gut durchziehen lassen. Eventuell nachschmecken und mit dem frisch geschnittenen Koriander bestreuen.

Kartoffelsalat mit Pilzen

Bei dem Grundrezept naturel ersetzen wir 1 EL Sherry-Essig durch einen Balsamico und 2 EL des Raps- oder Keimöls durch Walnußöl.

ZUSÄTZLICH:
ca. 100 g Pilze, je nach Marktlage (besonders gut eignen sich Egerlinge, Pfifferlinge und Steinpilze. Sie können grundsätzlich alle Pilze ganz nach Ihrem Gusto mischen); etwas fein gezupfter Thymian, etwas Keim- oder Rapsöl zum Anbraten der Pilze sowie ein wenig fein geschnittener Knoblauch

Den Kartoffelsalat nach dem Grundrezept herstellen unter Verwendung des Balsamicos sowie des Walnußöls. Die geputzten und nicht zu fein geschnittenen Pilze kurz mit etwas Öl anbraten und zum Schluß den Knoblauch zu den Pilzen geben. Vom Feuer nehmen, mit den abgezupften Thymianblättchen, einer Spur Salz und Pfeffer aus der Mühle würzen und unter den vorbereiteten Salat ziehen. Eventuell mit etwas Brunnenkresse bestreuen und servieren.

Kartoffelsalat mit gebeiztem Lachs

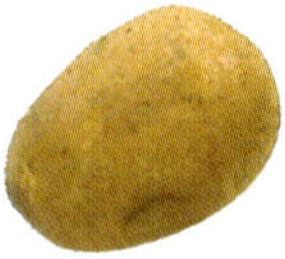

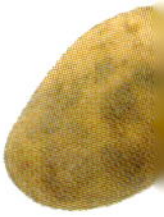

Grundrezept Kartoffelsalat Crème

ZUSÄTZLICH:
4 Frühlingszwiebeln, geputzt, in feine Scheiben geschnitten; 1/2 Avocado, geschält, in Würfel geschnitten; ca. 70 g Graved-Lachs, in Streifen geschnitten; 2 hartgekochte Eier, geviertelt; etwas frisch geriebener Meerrettich; fein geschnittener Dill

Den Kartoffelsalat nach Grundrezept Crème herstellen. Die Avocadowürfel und den Räucherlachs unter den marinierten Kartoffelsalat mischen, mit dem frisch gerebelten Meerrettich abschmecken und mit den hartgekochten Eiern und Dill garnieren.

TIP:
Geben Sie von Anfang an nicht zuviel Salz in die Gewürzmischung, da der Graved Lachs dem Gericht noch zusätzlich Würze verleiht!

Kartoffelsalat mit Sellerie, Karotten und frischer Blattpetersilie

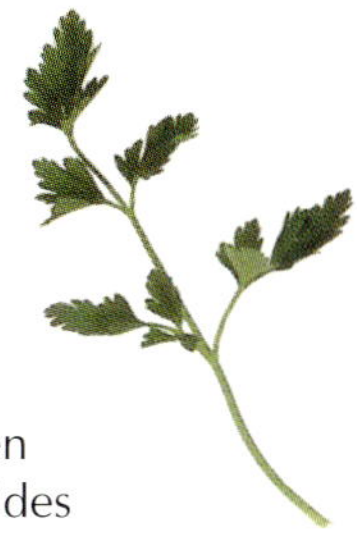

Grundrezept Kartoffelsalat naturel

ZUSÄTZLICH:
1 mittelgroße Karotte, geschält; ca. 100 g Knollensellerie, geschält; 40 g Blattpetersilie, gewaschen und gezupft

Den Knollensellerie und die Karotte in leicht gesalzenem Wasser weich kochen. Die weichen Gemüse kurz im Eiswasser abschrecken und in ca. 4 mm dicke, nicht zu große Stücke schneiden. Dann beides unter den vorbereiteten Kartoffelsalat geben und zum Schluß die frische, in feine Streifen geschnittene Blattpetersilie unterziehen.

TIP:
Den dabei entstandenen Fond können Sie auch zum Anmachen der Kartoffelsalate nutzen.

Kartoffelsalat mit Schafskäse und Oliven

Kartoffelsalat nach Grundrezept Crème zubereiten, allerdings den Sherry-Essig durch Rotweinessig sowie das Keim- und das Rapsöl durch Olivenöl ersetzen.

ZUSÄTZLICH:
50 g schwarze Oliven, entsteint (vorzugsweise aus Kreta, das sind die besten); 50 g kretischer Schafskäse, in ca. 2 cm große Würfel geschnitten; etwas Basilikum; $\frac{1}{2}$ grüne Paprika, in feine Streifen geschnitten; $\frac{1}{2}$ rote Paprika, in feine Streifen geschnitten

Den Kartoffelsalat mit allen Zutaten bis auf den Basilikum vermischen und gut durchziehen lassen. Eventuell nachwürzen und zum Schluß mit den fein geschnittenen Basilikumblättern bestreuen.

Kartoffelsalat mit Rucola und Südtiroler Schinkenspeck

Grundrezept Kartoffelsalat naturel

ZUSÄTZLICH:
1 Bund feiner Rucola, gewaschen; 50 g dünn geschnittener Südtiroler Schinkenspeck; $^1/_2$ TL Meerrettich, gerebelt und ausgedrückt

Den Kartoffelsalat nach Grundrezept naturel herstellen, mit dem Meerrettich abschmecken und den Rucola darunter ziehen. Mit den feinen Scheiben Schinkenspeck garnieren.

Kartoffelsalat mit Matjesfilets

Grundrezept Kartoffelsalat Crème

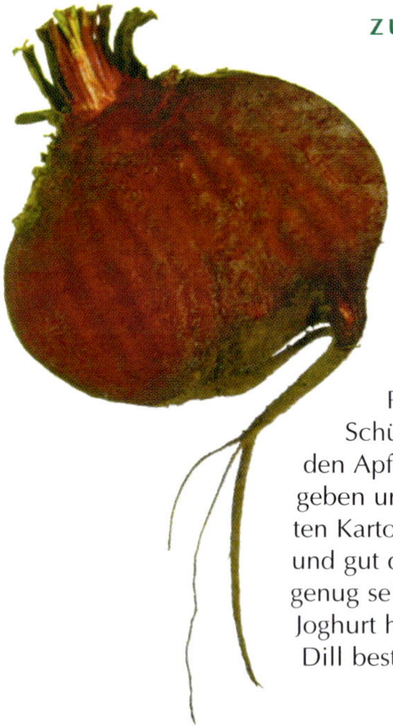

ZUSÄTZLICH:
50 g Rote Bete, gekocht, in feine Würfel geschnitten; $^1/_2$ Apfel, geschält, in feine Würfel geschnitten; $^1/_2$ rote Zwiebel, in feine Würfel geschnitten; 50 g Senfgurken, in feine Würfel geschnitten; 2 Matjesfilets, (je nach Geschmack vor der Verarbeitung wässern lassen), in feine Streifen geschnitten; etwas fein geschnittener Dill

Den Kartoffelsalat nach dem Grundrezept herstellen. Die rote Zwiebel in einer heißen Pfanne kurz glasig anschwenken und in eine Schüssel geben, erkalten lassen. Die Rote Bete, den Apfel, Senfgurken sowie die Matjesfilets dazugeben und gut durchmischen. Danach den vorbereiteten Kartoffelsalat hinzugeben, alles gut durchrühren und gut durchziehen lassen! Sollte der Salat nicht saftig genug sein, noch etwas Senfgurkenfond bzw. ein wenig Joghurt hinzugeben. Zum Schluß mit dem gehackten Dill bestreuen.

Kartoffelsalat mit Lauch und Tomaten

Grundrezept Kartoffelsalat naturel

ZUSÄTZLICH:
½ Stange Lauch, gewaschen und in feine Ringe geschnitten; 2 mittelgroße italienische Strauchtomaten; etwas frischer Oregano; frischer Basilikum; 1 Poulardenbrust, gegrillt, ohne Haut und in feine Streifen geschnitten

Den Kartoffelsalat nach dem Grundrezept herstellen. Die Lauchringe mit wenig Olivenöl kurz anschwitzen, vom Feuer nehmen und in der noch warmen Pfanne mit den in ca. 1 cm große Würfel geschnittenen Tomaten mischen. Den frischen Oregano hinzugeben, erkalten lassen und unter den vorbereiteten Kartoffelsalat mischen.

TIP:
Ein Spritzer Balsamico gibt dem Ganzen ein wenig Pfiff. Zum Schluß die Poulardenbruststreifen unter den Salat ziehen und mit dem Basilikum garnieren.

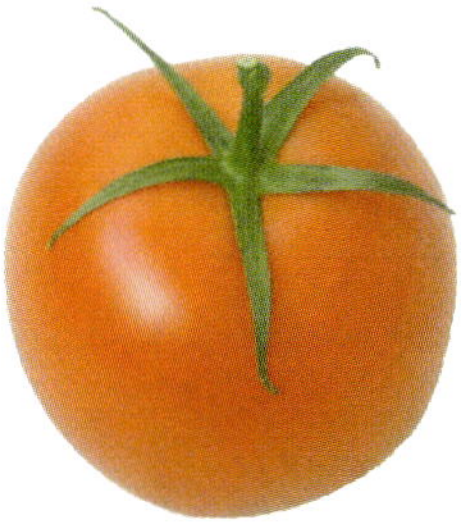

Kartoffelsalat mit geräucherter Putenbrust und Essiggurken

Grundrezept Kartoffelsalat Crème

ZUSÄTZLICH:
ca. 80 g geräucherte Putenbrust, in feine Streifen geschnitten, 2 mittelgroße Gewürzgurken, ebenfalls in feine Streifen geschnitten, 2 hartgekochte Eier, in feine Würfel geschnitten, etwas Schnittlauch zum Garnieren

Die zusätzlichen Zutaten unter den vorbereiteten Kartoffelsalat rühren, eventuell mit etwas Essiggurken-Fond und Senf sowie einer Spur Pfeffer nachschmecken, mit dem fein geschnittenen Schnittlauch bestreuen und servieren.

Kartoffelsalat mit Keniabohnen, Speck und Zwiebeln

Grundrezept Kartoffelsalat naturel

ZUSÄTZLICH:
150 g geputzte Keniabohnen; 50 g feine Speckwürfel; 50 g feine Zwiebelwürfel; etwas Bohnenkraut

Den Kartoffelsalat nach Grundrezept naturel herstellen. Die Bohnen im gesalzenen Wasser abblanchieren, so daß sie noch einen leichten Biß haben und anschließend im Eiswasser kurz abschrecken. Den Speck in einer Pfanne auslassen und die Zwiebeln dazugeben. In einer Schüssel erkalten lassen und mit den Bohnen und dem fein geschnittenen Bohnenkraut mischen. Das Ganze unter den Kartoffelsalat ziehen und eventuell noch nachwürzen.

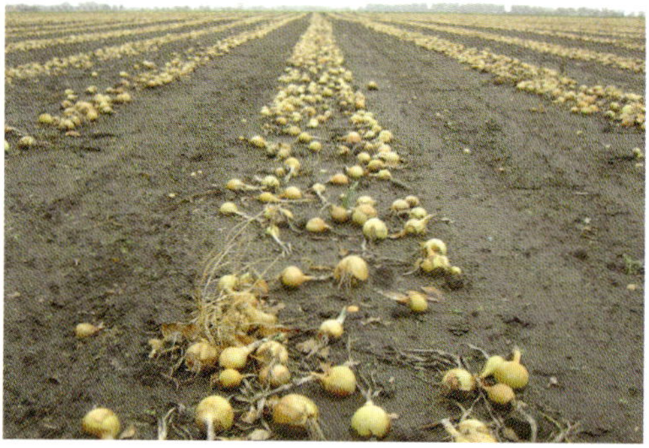

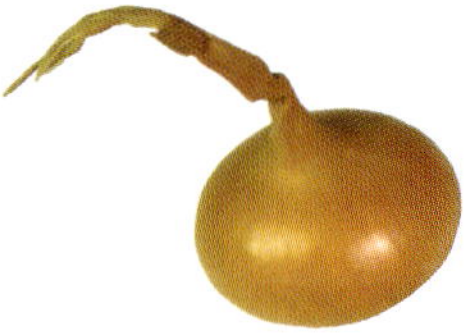

Kartoffelsalat mit Endivien

Grundrezept Kartoffelsalat Crème

ZUSÄTZLICH:
1/4 Kopf Endiviensalat, geputzt und gewaschen, in feine Streifen geschnitten; 6 bis 7 Radieschen, in feine Würfel geschnitten; 100 g geräucherte Putenbrust, in feine Streifen geschnitten; fein geschnittener Schnittlauch

Den gewaschenen, trocken geschleuderten und in feine Streifen geschnittenen Endiviensalat mit den Radieschenstreifen und den Putenbruststreifen mischen und unter das Grundrezept ziehen. Mit frisch geschnittenem Schnittlauch garnieren.

Kartoffelsalat mit Basilikum-Pesto und marinierten Kalbsschnitzelchen mit Parmaschinken

Grundrezept Kartoffelsalat naturel

ZUSÄTZLICH:
Pesto: 1 Bund Basilikum; Kretisches Olivenöl; etwas Parmesan; 1 EL geröstete Pinienkerne; etwas Zitronensaft; schwarzer Pfeffer aus der Mühle

Für die Kalbsschnitzel:
2 kleine dünne Kalbsschnitzelchen à 60 g; 2 dünn geschnittene Scheiben Parmaschinken; 1 kleine scharfe Chilischote; 1 Scheibe Knoblauch; etwas Olivenöl; 1 Spritzer Balsamico; 1 EL Weißwein; 1 Messerspitze scharfer Senf

Aus den Zutaten im Mixer oder in der Moulinette ein Pesto herstellen. Sollte dieses zu dick werden, mit ganz wenig kalter Brühe strecken. Die Kalbsschnitzel mit dem Parmaschinken belegen und das Ganze mit einem Zahnstocher fixieren. Aus den Zutaten eine Marinade herstellen und die Kalbsschnitzel darin ca. zwei bis drei Stunden oder auch über Nacht einlegen.

ZUBEREITUNG:
Den Kartoffelsalat nach dem Rezept naturel herstellen und mit dem Pesto je nach Geschmack verfeinern. Die marinierten Kalbsschnitzel kurz auf beiden Seiten in einer Teflonpfanne bei mittlerer Hitze braten, auf den Kartoffelsalat geben und servieren.

Kartoffelsalat mit Ratatouille und Kräuterquark

Grundrezept Kartoffelsalat naturel

ZUSÄTZLICH:
50 g Aubergine, in feine Würfel geschnitten; 50 g Zucchini, in feine Würfel geschnitten; 50 g Paprika, am besten rot, grün und gelb gemischt, in feine Würfel geschnitten; 50 g Zwiebel, in feine Würfel geschnitten; 50 g Tomate, in feine Würfel geschnitten; etwas Tomatenmark; Basilikum; Balsamico; Salz; Pfeffer aus der Mühle

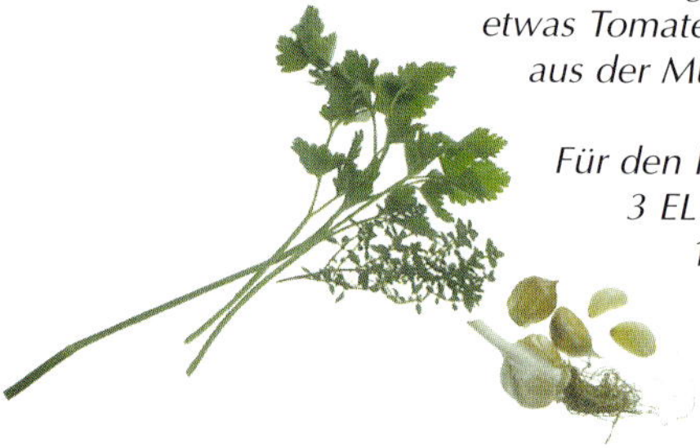

Für den Kräuterquark:
3 EL kretischer Quark, am besten Ziegenquark; 1 TL kretischer Joghurt; Zitrone; Salz; Pfeffer; 1 Scheibe Knoblauch, in feine Würfel geschnitten; fein geschnittener Schnittlauch; gezupfte Thymianblätter; etwas gehackte Blattpetersilie

Bei diesem Rezept empfehle ich Ihnen das Grundrezept für den Kartoffelsalat naturel zu halbieren, da die Zutaten sonst eine sehr große Menge ergeben würden. Die Gemüse in einer großen Teflonpfanne nacheinander anbraten, in einer Schüssel mischen und erkalten lassen. Etwas Tomatenmark hinzugeben und mit den Gewürzen abschmecken. Zum Schluß das fein geschnittene Basilikum darunter mischen und das Ganze mit dem Kartoffelsalat verrühren.

KRÄUTERQUARK:
Alle Zutaten zusammen in eine Schüssel geben und miteinander verrühren. Mit Salz und Pfeffer abschmecken und mit dem Zitronensaft würzen.

ANRICHTEN:
Den Kartoffelsalat mit einer kleinen Nocke Kräuterquark anrichten, als Garnitur eignen sich sehr gut schwarze oder auch grüne Oliven, vorzugsweise entsteint.

Kartoffelsalat mit Artischocken und Thunfisch

Grundrezept Kartoffelsalat naturel

ZUSÄTZLICH:
1 Artischockenboden, geputzt, in kleine Schiffchen geschnitten und direkt in Olivenöl anbraten; 8 Kirschtomaten, geviertelt; 5 Frühlingszwiebeln, in feine Scheiben geschnitten; 30 g schwarze Oliven, entsteint und halbiert; 100 g Thunfisch im eigenen Saft aus der Dose; 1 Spritzer Balsamico

Kartoffelsalat nach den Grundrezept naturel herstellen. Die angebratenen Artischocken unter den Kartoffelsalat ziehen, mit den Oliven und Tomaten garnieren. Zum Schluß den Thunfisch abgetropft hinzugeben und mit den Frühlingszwiebelringen bestreuen. Eventuell mit etwas Balsamico beträufeln und mit schwarzem Pfeffer aus der Mühle nachwürzen.

Kartoffel-Kräutersalat

Grundrezept Kartoffelsalat Crème

ZUSÄTZLICH:
etwas Rucola; etwas Kerbel, fein gezupft und gewaschen; etwas Blattpetersilie, fein gezupft und gewaschen; etwas Sauerampfer (kleine feine Blätter); etwas fein geschnittener Schnittlauch

Kartoffelsalat nach Grundrezept Crème herstellen. Die Kräuter waschen, trocken schleudern und fein zupfen. Vorsichtig unter den Kartoffelsalat ziehen und eventuell mit Kirschtomaten-Vierteln oder Radieschen garnieren.

Kartoffelsalat mit Krabben

Grundrezept Kartoffelsalat naturel

ZUSÄTZLICH:
50 g Krabben; 50 g Tomatenwürfel; 50 g Gurkenwürfel, geschält und entkernt; 50 g Perlzwiebeln, geschält und weich gekocht; frischer Basilikum

Kartoffelsalat nach dem Grundrezept naturel zubereiten. Die Gurken- und Tomatenwürfel unter den Salat ziehen, die Krabben gut ausdrücken und ebenfalls unter den Salat ziehen. Wichtig: Beim Würzen mit Salz ist hier auch wieder Zurückhaltung oberstes Gebot, da die Krabben ebenfalls zur Würze des Salates beitragen. Die Krabben und die Perlzwiebeln unter den Salat ziehen und den fein geschnittenen Basilikum darüber streuen.

Kartoffelsalat mit Brokkoli und Räucherlachs

Grundrezept Kartoffelsalat Crème

ZUSÄTZLICH:
100 g Brokkoli, geputzt, in feine Röschen zerteilt; 100 g Räucherlachs, in feine Streifen geschnitten; 1 TL rosa Pfeffer

Kartoffelsalat nach dem Grundrezept herstellen. Den Brokkoli in heißem Salzwasser kurz abblanchieren, so daß er weich ist und in Salzwasser abschrecken. Gut trockentupfen und zusammen mit dem rosa Pfeffer unter den Kartoffelsalat ziehen. Zum Schluß die Räucherlachsstreifen unterziehen und das Ganze mit fein geschnittenem Schnittlauch garnieren.

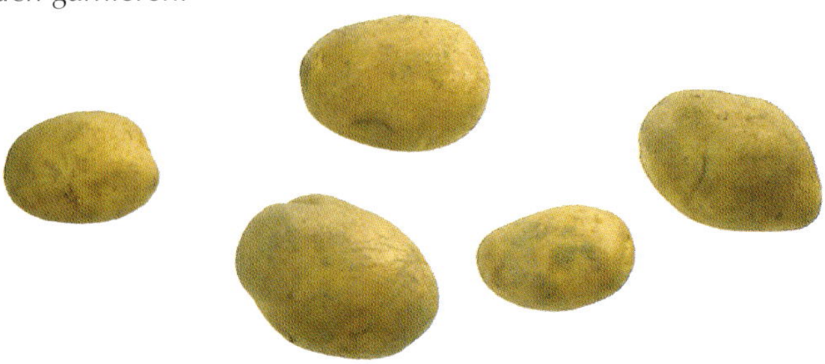

Kartoffelsalat mit Paprika, Kidneybohnen und jungen Erbsen

Grundrezept Kartoffelsalat Crème

ZUSÄTZLICH:
1 TL Paprikapulver, edelsüß; 2 Messerspitzen Paprikapulver, scharf; 1 Messerspitze Cayennepfeffer; 100 g Kidneybohnen; 100 g junge Erbsen, blanchiert; 50 g rosa gebratenes Roastbeef, in Scheiben geschnitten; 50 g Gewürzgurken, in feine Scheiben geschnitten; 1 TL Tomatenketchup; 1 TL grüne Pfefferkörner; 1 Spritzer Balsamico; schwarzer Pfeffer aus der Mühle

Den Kartoffelsalat nach Grundrezept Crème herstellen. Beim Untermengen des Sauerrahms beide Sorten Paprikapulver und den Cayennepfeffer unter den Sauerrahm ziehen und den Kartoffelsalat damit anmachen. Dann nach und nach die restlichen Zutaten unter den Kartoffelsalat arbeiten und mit dem schwarzen Pfeffer aus der Mühle abschmecken. Zum Garnieren eignen sich hervorragend in feine Scheiben geschnittene Frühlingszwiebeln.

Kartoffelsalat mit Kopfsalatherzen und weißem Trüffelöl

Grundrezept Kartoffelsalat naturel

ZUSÄTZLICH:
1 Kopfsalat, davon nur das Herz, gewaschen und geputzt, etwas weißes Trüffelöl, 3 Frühlingszwiebeln, in feine Ringe geschnitten

Den Kopfsalat in grobe Stücke zupfen und vorsichtig unter den vorbereiteten Kartoffelsalat ziehen. Das Ganze mit einem Hauch Trüffelöl aromatisieren und eventuell mit einem Tupfer Muskat nachwürzen.

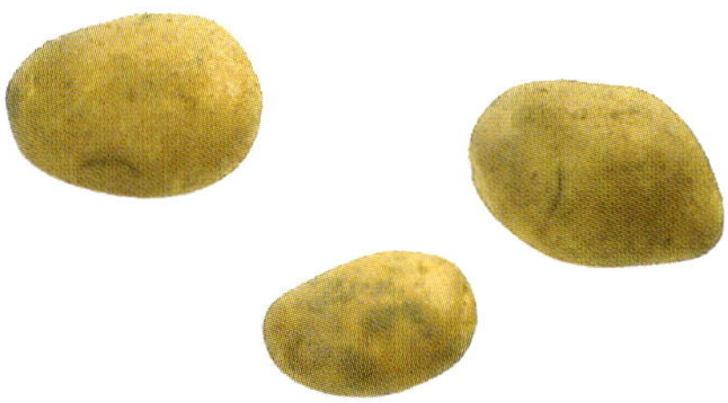

Saisonkalender für einheimisches Obst

Obst	Haupterntezeit im einheimischen Freilandanbau
Apfel	August – November
Aprikosen	Juli – August
Beberitze	September – Oktober
Birnen	August – Oktober
Brombeeren	Juli – September
Ebereschen	September – November
Erdbeeren	Mai – Juli
Hagebutten	September – November
Heidelbeeren	Jul – August
Himbeeren	Juli – September
Holunderbeeren	September – Oktober
Johannisbeeren, rot	Juni – Juli
Johannisbeeren, schwarz	Juni
Kirschen, sauer	Mai – Juli
Kirschen, süß	Mai – Juni
Melonen	Juli – Oktober
Mirabellen	Juli – August
Nektarinen	August – Oktober
Pfirsiche	Juli – Oktober
Pflaumen	Juli – Oktober
Preiselbeeren	August – Oktober
Quitten	Oktober – November
Renekloden	Juli – August
Sanddorn	August – Oktober
Schlehen	Oktober – November
Stachelbeeren	Juni – August
Weintrauben	September – Oktober
Zwetschgen	Juli – Oktober

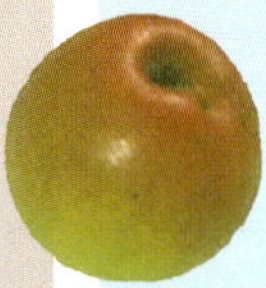

Saisonkalender für einheimisches Gemüse

Gemüse	Haupterntezeit im einheimischen Freilandanbau
Auberginen	August – September
Bleich-, Staudensellerie	Juli – Oktober
Blumenkohl	Juni – Oktober
Brokkoli	Juni – Oktober
Busch-, Stangenbohnen	Juni – Oktober
Champignons	Januar – Dezember
Chinakohl	Oktober – März
Dicke Bohnen	Juni – August
Erbsen, grün	Juni – August
Fenchel	September – Oktober
Grünkohl	November – Februar
Gurken	Juni – November
Kartoffeln	Juni – Oktober
Kohlrabi	Mai – Oktober
Kürbis	September – November
Mangold	Juni – September
Meerrettich	September – November
Möhren	Juli – Oktober
Paprika	August – Oktober
Porree/Lauch	Juli – November
Radieschen	Mai – Oktober
Rettich	Juli – Oktober
Rhabarber	April – Juni
Rosenkohl	Oktober – Januar
Rote Bete	September – Oktober
Rotkohl	September – November
Salatgurken	Juni – September
Schikoree	Oktober – März
Schwarzwurzeln	Oktober – Januar
Sellerieknollen	September – November
Spargel	April – Juni
Spinat	April – Juni, August – November
Steckrüben	Oktober – Januar
Tomaten	Juli – Oktober
Weiß-, Spitz-, Wirsingkohl	Mai – Juni, September – November
Zucchini	August – Oktober
Zuckermais	August – Oktober
Zwiebeln	Juni – Oktober

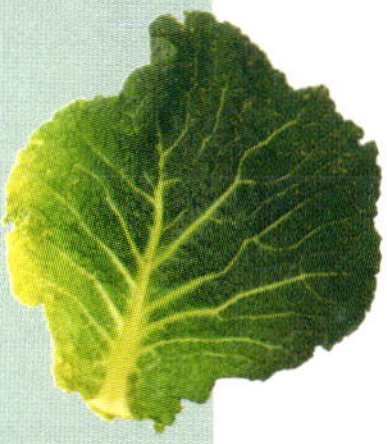

Verzeichnis der Rezepte

Jetzt wieder lieferbar

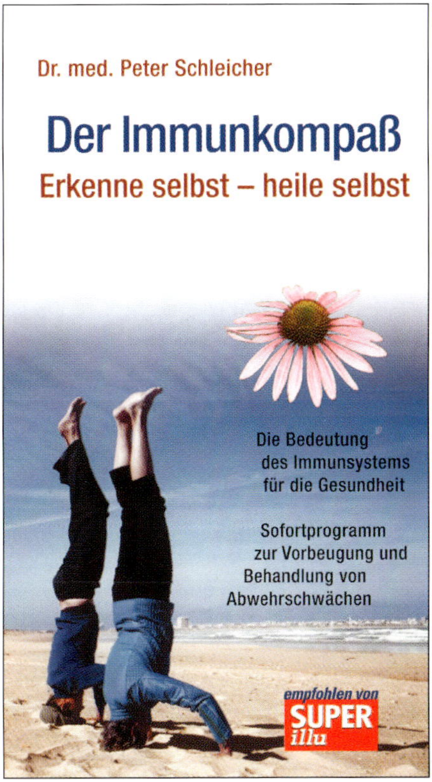

Dr. med. Peter Schleicher
Der Immunkompaß
96 S., Klappenbroschur,
mit vielen farbigen Abbildungen
7,90 Euro [D], 14,60 SFr
ISBN 3-360-01236-4

Das Sofortprogramm für ein intaktes Immunsystem, von Dr. med Peter Schleicher, dem anerkannten Spezialisten auf dem Gebiet der Immunologie
Erschöpfungszustände, Kopf-, Muskel- und Gelenkschmerzen, häufige Erkältungen?
Das können erste Warnsignale einer beginnenden Immunschwäche sein. Auslöser sind nicht selten ein durch falsche Ernährung verursachter Vitalstoffmangel, aber auch persönliche Konflikte, Streß oder negative Umweltbedingungen.

- Der schnelle Rat zur Erkennung von Abwehrschwächen
- Praktische Tips und Empfehlungen zur Vorbeugung und Behandlung
- Die Minimierung von Krankheitsrisiken
- Fallbeispiele

ISBN 3-360-01237-2

Rosa-Luxemburg-Str. 39, 10178 Berlin

Projektkoordination: creAtiv Werbeagentur, Berlin
Fotos: Irene Fischer (44), Heinz Weißfuß (1)
Umschlag: Peperoni Werbeagentur, unter Verwendung
von Fotomotiven von Heinz Weißfuß
Layout und DTP: Carola Gerdsmeyer, Berlin

Printed in Germany

www.das-neue-berlin.de